STATT Milch

Wie Du Milch ganz leicht ersetzen kannst

Gabriele Petra Nehls

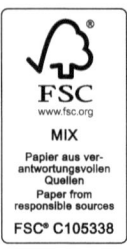

© 2017 Gabriele Petra Nehls

anstattdessen.de

Herstellung und Verlag: BoD - Books on Demand, Norderstedt

ISBN: 9783744815819

Bibliografische Information der Deutschen Nationalbibliothek: Die Deutsche Nationalbibliothek verzeichnet diese Publikation in der Deutschen Nationalbibligrafie, detaillierte bibliografische Daten sind im Internet über http://dnb.dnb.de abrufbar.

Inhaltsverzeichnis

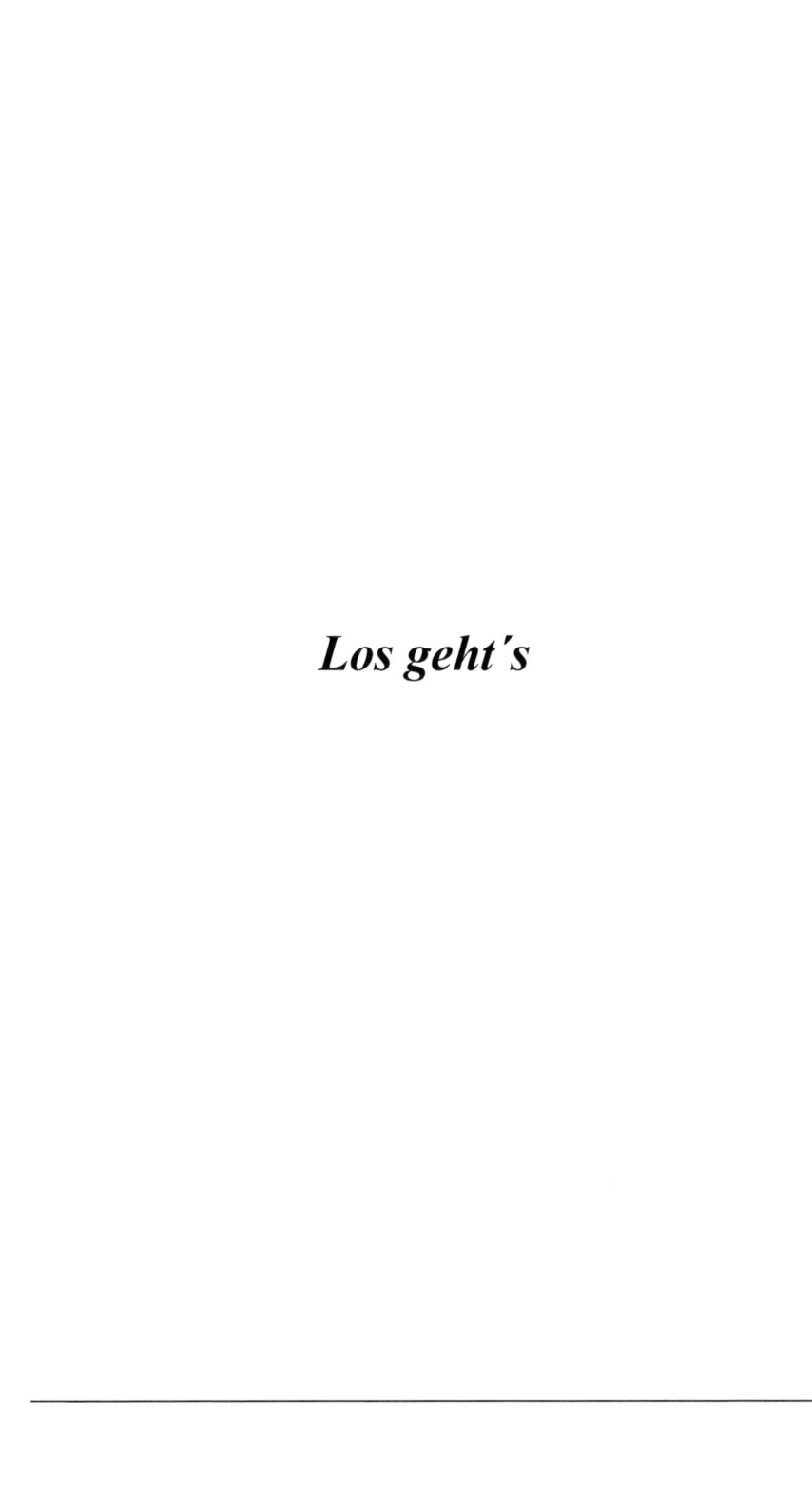

Los geht´s

Einleitung

Liebe Leserin, lieber Leser,

ich freue mich, dass Du hergefunden hast. Dies ist das erste Buch der anSTATTdessen-Ratgeber, die in den nächsten Monaten ergänzend zu den Themen auf meinem Blog "anSTATTdessen" erscheinen werden.

Ich verwende in diesem Buch das wertschätzende "Du" - genauso, wie ich es auch auf meinem Blog handhabe. Das hat nichts damit zu tun, dass ich unhöflich sein will oder Dich nicht ernst nehme. Vielmehr hat dies etwas mit der Perspektive zu tun. Ich bin Konsumentin und aus dieser Sicht heraus schreibe ich auch. Ich will weder lehren noch missionieren, ich teile lediglich mit, was ich erfahren und recherchiert habe - meine Wahrheit. Die Tipps und Hinweise in meinen Texten sollen Vorschläge sein, keine allgemeingültigen Wahrheiten. Daraus ergibt sich eine gewisse Nähe zu meinen Lesern, die sich im "wertschätzenden DU" und dem teilweise umgangssprachlichen Stil ausdrückt. Ich bin mir dessen bewusst, dass der Duden es nicht zwingend vorschreibt, das "Du" groß zu schreiben, aber er verbietet es auch nicht ausdrücklich. Und selbst wenn er dies täte - es wäre mir egal.

Ich habe die Informationen in diesem Buch nach bestem Wissen und Gewissen recherchiert und zusammengestellt. Dennoch erhebe ich keinen Anspruch auf Vollständigkeit oder die absolute Wahrheit. Ebenso habe ich die hier vorgestellten Rezepte recherchiert, selbst ausprobiert, verfeinert und angepasst. Was für uns nicht funktioniert hat, hat auch keinen Platz im Buch bekommen. Das heißt allerdings nicht, dass es nicht für Dich funktioniert.

In diesem Sinne wünsche ich Dir besten Spaß beim Experimentieren.

Gabriele Nehls

Wie es zu diesem Buch kam

Als ich mich vor vielen Jahren zum ersten Mal intensiver über Milch informiert habe, stand der Entschluss ziemlich schnell fest: Ich wollte versuchen, die Milch mehr und mehr zu vermeiden.

Gleichzeitig hatte ich keinen blassen Schimmer, wie ich jemals ohne Milch auskommen sollte. Je mehr ich darüber nachdachte, desto mehr stellte ich fest, dass die Milch einfach überall ist. Wie sollte ich es jemals schaffen, all das wegzulassen? Fleisch aß ich ja eh schon lange nicht mehr. Wenn ich jetzt noch Milch, Butter, Quark und Co. weglassen sollte - was blieb dann noch? Nur Früchte und Gemüse? Örgs!

Mir wurde damals klar: Die Milch "einfach" wegzulassen würde bedeuten, von heute auf morgen meinen Kaffee schwarz zu trinken, auf Shakes zu verzichten, Joghurt, Creme fraîche, Sahne oder Aufläufe nicht mehr zu essen. Über Fertigprodukte machte ich mir schon lange keine Illusionen mehr - viele dieser Produkte enthalten Milchzucker, Molke oder andere Milcherzeugnisse. Je genauer ich hinsah, desto mehr Milch tauchte in meinem Leben auf. Es war zum Verrücktwerden.

Milch ist überall

Irgendwie schien der Entschluss, keine Milch mehr zu konsumieren die eine Sache zu sein. Diesen Entschluss in die Tat umzusetzen, war eine vollkommen andere. Als ich meinen Milchkonsum ganz ungeschönt bilanziert hatte, wurde schnell klar, wie viel Milch ich in Wirklichkeit konsumierte - oft ohne dies überhaupt zu wissen.

Zunächst habe ich es mit der Hauruck-Methode versucht. Ich hab nichts mehr mit Milch gekauft, ich habe sie komplett aus meinem Haushalt verbannt. Und das … ging komplett in die Hose. Es hat keine zwei Wochen gedauert und ich hatte wieder Milch und Butter im Kühlschrank und nebenbei war ich genervt und wütend. So ging es also nicht. Die Milch fehlte mir an allen Ecken und Enden. Es gab so viele Dinge, die ich auf einmal nicht mehr essen "durfte". Die Industrie hat es geschafft, die Milch in fast jedes Lebensmittel hineinzuschmuggeln.

Was also tun?

Ich ahnte: Wollte ich ohne Milch leben, würde es nur Schritt für Schritt gehen, und zwar, indem ich mir Alternativen suchte - für jedes einzelne Einsatzgebiet der Milch. Und das habe ich seitdem getan. Dieses Buch ist das Ergebnis jahrelanger persönlicher Erfahrung mit dem Versuch, Milch zu ersetzen.

Ich will Dir auf den nächsten Seiten helfen, Deinen eigenen Weg aus dem Milchkonsum zu finden. Es ist mir egal, warum Du die Milch weglassen willst. Das ist für das Ergebnis nicht von Bedeutung.

Ich konzentriere mich in diesem Buch auf die Alternativen zu einer Substanz, die zu viele Fragezeichen aufwirft, als dass sie in diesen Massen konsumiert werden sollte, wie wir es momentan tun.

Du findest hier eine große Anzahl an Vorschlägen, wie Du Milch ersetzen kannst, wie Du ohne Milch kochen, braten und backen kannst. Für fast alle Anwendungsbereiche der Milch gibt es Alternativen - man muss sie nur kennen und wissen, wie man sie einsetzt.

Wer allerdings behauptet, der Geschmack sei identisch, der lügt. Klar gibt es all diese Berichte, in denen ahnungslose Menschen nicht gemerkt haben, dass sie vegan essen - bis sie freundlicherweise aufgeklärt wurden. Diese Geschichten kennen wir alle. Aber das ist nicht der Normalfall.

Denn eines ist klar: Wenn Du erwartest, dass eine Milch aus Nüssen genauso schmeckt wie eine Milch aus Kuhmilch, dann wirst Du enttäuscht sein. Mandelmilch eignet sich zum Beispiel hervorragend als Kaffeeweißer. Diese Art seinen Kaffee zu trinken schmeckt gut - aber anders als mit Kuhvollmilch, und auch anders als mit Kuhmagermilch oder mit Kaffeesahne.

Ich würde sogar noch weiter gehen: Sobald Du eine Alternative vor Dir hast, die GENAUSO schmeckt wie das, was sie ersetzt, dann lass die Finger davon. Du kannst dann ziemlich sicher sein, dass Du gerade einen Chemiecocktail zu Dir nimmst. Perfekter Geschmack ist ein untrügliches Zeichen dafür.

In diesem Buch findest Du Informationen, welche Zutaten und Produkte sich für den Ersatz von Milch eignen, was sie leisten können - und auch was nicht.

Einkauf und DIY - die Mischung macht´s

Wenn man die Alternativen kennt, klettert gleich die nächste Frage auf das Tablett: Kaufen oder selbst machen? Beides ist möglich - und ein guter Mix ist die Lösung. Doch auf was musst Du da achten? Dieses Buch enthält in jedem Kapitel Tipps für den Kauf der fertigen Produkte im Handel UND eine ganze Reihe an Rezepten, die verraten, wie Du die Alternativen relativ leicht selbst herstellen kannst.

Wie viel Du selbst machst und welche Alternativen Du fertig kaufst, hängt von Deiner persönlichen Lebenssituation ab. Wenn Du den ganzen Tag im Büro bist, wirst Du nicht die Zeit haben Milch, Joghurt und Butter durchgehend selbst herzustellen. Mir gelingt das auch nicht - zum Teil, weil ich manchmal schlichtweg zu faul bin. Geb ich zu. Aber zum Glück bietet der Handel eine Menge Auswahl an. Was es alles so gibt, und auf was Du achten darfst, das erfährst Du ebenfalls hier. Allerdings wirst Du hier kaum Produktnamen finden. Ich habe sie, soweit möglich, vermieden.

Hintergrundinfos - nur dann kannst Du selbst entscheiden

Darüber hinaus werden Dir in diesem Buch auch Informationen zur Milch selbst begegnen sowie die Antworten auf einige typische Fragen, die sich ergeben, wenn man beginnt, seinen Milchkonsum einzuschränken.

Eines ist mir insgesamt ganz wichtig: Ich will Dir die Milch NICHT ausreden. Es ist nicht mein Ziel, dass Du in Zukunft die Milch meidest wie der Teufel das Weihwasser. Das mache ich auch nicht. Es kommt durchaus vor, dass ich mir einen Cappuccino mit Milch bestelle oder Quark aus Kuhmilch esse. Selten, aber es kommt vor. Milch ist für mich etwas Kostbares, etwas, das ich hin und wieder zu mir nehme - bewusst.

Mach Dich unabhängig

Kuhmilch könnte durchaus ein wertvolles Lebensmittel sein - wenn wir sie achtsam produzieren und zu uns nehmen würden. Und genau das ist es, was ich Dir ans Herz legen will. Mach Dich unabhängig von der Diktatur der Lebensmittelindustrie. Uns wurde so viel Milch untergejubelt, dass sie schaden muss - selbst wenn sie das Superfood wäre, für das sie uns immer verkauft wurde. Hol Dir die Macht zurück selbst zu entscheiden, wie viel Milch Du verzehren willst. Prüfe und wähle - eigenmächtig.

Noch ein letzter Hinweis: Ich habe den Käse bewusst aus diesem Buch heraus gelassen. Käse ist ein riesiges Thema und ich habe beim Schreiben bemerkt, dass ich dem Käse keinesfalls in nur einem Kapitel gerecht werden kann. Du wirst in diesem Buch also nur wenig über Käse und die Alternativen dazu finden, denn die werden ganz bald ein eigenes Buch in der anSTATTdessen-Reihe bekommen.

Milch ersetzen oder weglassen?

Ich werde oft gefragt, warum ich dafür plädiere, die Milch zu ersetzen. Warum nicht einfach weglassen?

Ganz einfach. Weil das nicht funktioniert. Zumindest nicht auf Dauer. Ich habe es selbst erfahren - und auch bei anderen immer wieder beobachtet.

Selbst, wenn Du den festen Vorsatz hast, keine Milch mehr zu konsumieren. Selbst, wenn bei Dir eine Laktoseintoleranz festgestellt wurde. Selbst, wenn Dir jedes Mal schlecht wird, nachdem Du Milchprodukte zu Dir genommen hast - es ist nahezu unmöglich "mal einfach so" auf Milch zu verzichten.

Der Mensch ist ein Gewohnheitstier, das zudem noch viele Jahrzehnte lang auf Milch konditioniert wurde. Wer sein ganzes Leben lang mit Milch verbracht hat, der wird - sobald er die Milch "einfach" weglassen will - schnell feststellen, wie viel er davon konsumiert hat. In der westlichen Küche ist Milch allgegenwärtig.

Nicht konsequent genug - oder was?

Da hilft auch eiserner Wille nichts. Die Strategie des eisernen Willens führt nur dazu, dass wir ein schlechtes Gewissen haben. Die Ernährung umzustellen, geht nicht von heute auf morgen. Und schon gar nicht in einem einzigen Schritt.

Warum? Milch macht Kaffee cremig, lockert den Kuchenteig, hellt Soßen auf. Sie ist der "Blubb" im Spinat, der Joghurt über dem Müsli, die Butter auf dem Brot, der Quark zur Ofenkartoffel und das kühle Eis.

Wenn Du Ernährungsumstellung mit der "Hauruck-und-niemals-wieder-Methode" in Angriff nimmst, kann das möglicherweise funktionieren. Es soll Leute geben, die können das. Ich kenn die auch. Der Schwager des Cousins einer Bekannten hat das auch ganz easy gemacht. Der sagt: "Wer es nicht einfach so schafft, der hat einen schwachen Willen. Etwas zu ersetzen ist nur für Sissis. Entweder man will etwas essen - oder eben nicht. Und wenn man es nicht will, dann soll man es ganz lassen. Basta!"

Mach es Dir nicht so schwer

Ich sage: "Es geht wesentlich einfacher, wenn Du freundlich zu Dir bist. Veränderung Schritt für Schritt - und in dem Tempo, in dem es Dir gut tut. Dann klappt das fast von allein. Lieber ne Sissi als schlecht drauf."

"Einfach weglassen" kann man nämlich ganz leicht mit einem fiesen Wort umschreiben: Verzicht. Es schwebt wie ein Damoklesschwert über Deiner Entscheidung, die Du ja mit Sicherheit nicht einfach so aus Jux und Tollerei getroffen hast.

Verzicht muss nicht sein, denn für fast alles gibt es Ersatz. Diese Alternativen zu nutzen hat den Vorteil, dass man im Prinzip nicht auf lieb gewonnene Speisen verzichten muss. Man darf sich umstellen, ok.

Andere Zutaten, ungewohnte Zubereitungsart, vielleicht auch eine neue Art, seine Speisen zu planen - aber man kann immer noch sein Müsli mit "Milch", sein Salatdressing mit "Joghurt" oder seine Tomaten mit "Mozzarella" essen - halt ein bisschen anders. Sicherlich sind Geschmack und Konsistenz nicht identisch. Dennoch … sie schmecken. Und wie.

Wie Du die Milch ersetzt - ohne Stress

Wenn Du Dich dazu entschlossen hast, die Milch aus Deinem Leben ganz oder teilweise zu verbannen, dann hast Du sicherlich einen guten Grund dafür.

Die Krux ist, dass jeder Grund erst einmal ein Kopfgrund ist. Unser Verstand hat uns alles genau erklärt - Vorteile, Nachteile, das "Wenn" und das "Aber". Wir wurden informiert. Unser Unterbewusstsein allerdings spielt da nicht immer mit.

Wenn Du ein Lebensmittel magst und es lange Zeit gegessen hast, dann hast Du in Deinem Unterbewusstsein auch angenehme Empfindungen und Bilder dazu abgespeichert. Tja, und genau diese positiven Bilder machen Dir einen Strich durch die Rechnung. Sie werden nämlich genau dann aktiv, wenn Du planst, was Du in der nächsten Woche essen könntest. "Oh, Rahmchampignons wären gut - ah, ok, geht ja nicht. Ich esse ja nie wieder Sahne."

Die positiven Erinnerungen sind auch im Supermarkt aktiv, wenn Du all die bunten Produkte siehst. Oder im Café oder daheim beim Kochen. Immer dann kommt der leise Stich des Verzichtes. "Geht leider nicht - keine Milch mehr, sorry."

Diese Stiche summieren sich. Natürlich geschieht dies nicht laut - sonst würdest Du es ja bemerken und die Notbremse ziehen. Du merkst es erst, wenn Du wieder die Butter im Einkaufswagen hast. Und dann meldet sich sofort im Anschluss daran - das schlechte Gewissen.

Nein, so macht das überhaupt keinen Spaß. Aber wie kann es Spaß machen? Wie kann man dem Verzicht ein Schnäppchen schlagen?

Ein Anfang

Zunächst - bevor Du Dir überhaupt irgendetwas verwehrst - solltest Du Bilanz ziehen. Stelle Dir Fragen. Es gilt zu erkennen, welchen Platz die betreffenden Lebensmittel, in diesem Fall die Milch und ihre Produkte, in deinem Leben einnehmen. Wichtige Fragen sind:

- Wofür verwende ich Milch in meinem Leben?
  Als Lebensmittel, in der Kosmetik, als Getränk?

- Wie viel davon verwende ich?

- Welche Gerichte, in denen Milch vorkommt, mag ich?

- Welche Lebensmittel in meinem Kühlschrank werden aus Milch gemacht oder enthalten Milch?

- Wie oft verwende ich diese Lebensmittel?

- Was tut die Milch für mich?
  Macht sie den Kuchen geschmeidiger? Die Soße sämiger? Macht sie mein Brot schmackhafter? Macht sie meinen Kaffee heller ("Ohne Milch mag ich ihn gar nicht, da schmeckt er bitter.")? Liefert die Milch das Fett für die Mousse? Oder hält sie das Brötchen zusammen?

- Was genau mag ich an Milch besonders gern?
  Ist es der Geschmack, der mich an diese tollen Ferien bei meiner Oma erinnert, wenn ich zum Frühstück meinen Kakao bekommen habe? Ist es dieses Sahnehäubchen-Gefühl, wenn ich mein Eis genieße? Oder dieses Prickeln auf den Lippen, wenn ich den Milch-

schaum vom Cappuccino nasche? Pause? Entspannen?

Es klingt vielleicht erst einmal abwegig, aber all diese Antworten sind wichtig. Denn durch die Beantwortung dieser Fragen - durch diese Inventur - findest Du heraus, welches Deiner Bedürfnisse ohne Milch nicht mehr abgedeckt wird. Diese Lücke führt Dich direkt zu den Alternativen, die Du statt Kuhmilch verwenden kannst. Du suchst dann zum Beispiel nicht mehr nach   Butterersatz, sondern nach einem leckeren streichfähigen Brotaufstrich.

Wenn Du nur nach Butterersatz suchst, landest Du unweigerlich bei Margarine - und die ist nicht unbedingt empfehlenswert. Wenn Du dagegen nach einem Brotaufstrich suchst, der Dir genau das erfüllt, was Butter erfüllt hat - dann ist Deine Auswahl schon größer.

Pesto, Bohnenaufstriche, Kokosöl, gefrorenes Olivenöl oder auch das Rezept in diesem Buch ... Du hast dann eine breite Palette an Möglichkeiten. Diese kannst Du nacheinander abklopfen, ob sie Dir genau das Gefühl vermitteln, das Du mit Butter hattest.

Es ist eine Illusion zu meinen, Du bräuchtest ein ganz bestimmtes Lebensmittel - egal, um welches Lebensmittel es sich handelt. Es gibt IMMER andere Möglichkeiten. Du darfst sie nur erkennen und nutzen ...

Wenn Du diesen (zugegebenermaßen lästigen) Schritt gegangen bist, dann kannst Du auch aus diesem Buch den größtmöglichen Nutzen ziehen. Dann sprechen Dich möglicherweise genau die passenden Vorschläge an.

Nach der Bilanz kommt das Experiment

Der nächste Schritt ist, sich heranzutasten. Du weißt nun, welche Bereiche Deines Wohlbefindens mit Milch verknüpft sind - und noch wichtiger: Du weißt, WIE sie damit verknüpft sind, sprich, was die Milch für Dich getan hat. Jetzt wird es spannend. Du beginnst zu experimentieren. Probiere die Alternativen eine nach der anderen aus. Picke Dir zum Beispiel zuerst den Punkt "Milch in meinem Kaffee" heraus.

Wunderbar … allein dafür kannst Du mindestens zehn Alternativen ausprobieren. Währenddessen - verwendest Du Kuhmilch in den anderen Bereichen weiter. Nur für den Bereich, in dem Du experimentierst, entlässt Du die Milch aus Deinem Leben.

Ich mische meinen Kaffee zurzeit am liebsten mit Dinkelmilch. Du kannst aber auch Reismilch, Mandelmilch, Hafermilch, Hanfmilch, Nussmilch, Lupinenmilch, Sojamilch, fertige vegane Kaffeeweißer oder Sahneprodukte aus Getreide verwenden. Du kannst sie selber herstellen oder fertig kaufen.

Allein, bis Du diese Möglichkeiten alle durchprobiert hast, kann es eine Weile dauern. Wenn Du etwas gut findest, verwendest Du es einfach weiter und siehst, ob es sich auf lange Sicht bewährt. Dazu ist ein bisschen Achtsamkeit gefragt. Horche in Dich hinein, ob es passt. Wenn nicht - probiere das Nächste.

Oder Du suchst dir ein Rezept heraus, das Dich anspricht. Nehmen wir einmal an, Du versuchst, ob Milchreis auch ohne Milch funktioniert. Schmeckt der Milchreis dann auch genauso, wie mit Milch? Ein Experiment! Cool … Verstehst Du, was ich meine? Sieh es als Spiel. Die Entscheidung ist gefallen - Milch darf weniger werden in deinem Leben. Aber bitte mit Spaß und Leichtigkeit.

Mit jedem Gericht, das Du ausprobierst, mit jedem Produkt, das Du entdeckst, mit jeder Verwendungsart, für die Du einen Ersatz gefunden hast, wird die Milch unwichtiger. Es ist ein Weg - Schritt für Schritt.

Ich habe seit vielen Jahren keine Milch mehr gekauft. Butter kaufe ich noch hin und wieder. Und Eis ebenfalls. Es wird weniger ... und weniger. Weil ich mehr und mehr Alternativen in mein Leben geholt habe. Es ist fast von alleine gegangen ... ohne Stress, ohne Versagen, Milch verschwindet einfach mehr und mehr aus unserem Kühlschrank.

Ob eine Alternative für Dich funktioniert, hängt nicht nur vom Geschmack oder vom Preis ab, sondern auch davon, wie aufwendig es ist, sie zu einzukaufen oder herzustellen. Bei uns in der Familie beispielsweise haben viele Rezepte zwar in Bezug auf Geschmack und Konsistenz bestanden, jedoch war mir bereits nach der ersten Zubereitung klar, dass ich das nicht allzu oft herstellen würde.

Zu umständlich, zu viel abzuwaschen oder zu kompliziert in der Vorbereitung ... Wir kaufen auch Einiges fertig im Handel. Hier kommt es sicherlich auf den Preis an und auch darauf, ob es bei uns in der Nähe erhältlich ist.

Und falls Du nach einer Alternative suchst, die hier im Buch nicht erwähnt ist ... In den Linklisten am Ende des Buches findest Du eine Vielzahl weiterer Internetseiten, Kochbücher und Informationspools mit Tipps und Rezepten, die Du alle ausprobieren kannst.

Aber lass uns doch gleich einmal anfangen, mit der Bilanzierung.

Wie Du erkennst, ob ein Produkt Milch oder ihre Bestandteile enthält

Den meisten einschlägigen Produkten sieht man es auf den ersten Blick an, dass sie Kuhmilch enthalten. Doch gibt es auch viele Produkte, die versteckte Milch in sich haben.

Kuhmilch oder ihre Bestandteile werden häufiger verwendet, als wir glauben. Das liegt daran, dass sie wirklich viel können. Laktose wird beispielsweise gerne als Trägersubstanz für Aromen verwendet.

Außerdem hilft sie, die Produkte sämiger zu machen. Immer, wenn sich etwas besonders cremig auf der Zunge anfühlt, solltest Du nachsehen, ob Milch in diesem Produkt versteckt ist. Darüber hinaus enthält Milch Fett - und Fett ist ein wunderbarer Geschmacksverstärker.

Bitte schau auf die Zutatenliste - immer!

Ob Kuhmilch oder eines ihrer Erzeugnisse in einem Produkt enthalten sind, verrät Dir die Zutatenliste. In Deutschland ist es gesetzlich vorgeschrieben, dass die Inhaltsstoffe der Nahrungsmittel in einer Liste auf der Verpackung angegeben werden. Im Falle der Milch gilt die Deklarationspflicht sogar dann, wenn die Laktose beispielsweise nur als Trägerstoff - also nur als sogenannter Hilfsstoff - eingesetzt wurde.

Milcheiweiß, Laktose, Kasein - Milch ist Allergikern wohlbekannt

Denn die Milch ist inzwischen ein berüchtigtes Allergen, da immer mehr Menschen von Milcheiweißallergien und Laktoseintoleranz betroffen sind. Und Allergene - also Stoffe, auf die viele Leute
allergisch reagieren - müssen seit einiger Zeit besonders gekennzeichnet werden. Die meisten Ausnahmen, die den Lebensmittelherstellern so einige Hintertürchen in der Deklarationspflicht offen gehalten haben, gelten für Allergene inzwischen nicht mehr.

Du findest Milch und ihre vielen Namen fett gedruckt in der Zutatenliste von abgepackten Produkten. Bei offenen Produkten, beispielsweise Vorspeisen, musst Du hingegen nachfragen. Das kann mitunter spannend werden. Probier es mal aus.

Wenn Du an der Frischetheke ganz unschuldig nach den Zutaten eines bestimmten Salates fragst, kannst Du die verschiedensten emotionalen Stadien der Überforderung im Gesicht des Verkäufers studieren: Überraschung, Ratlosigkeit, Überlegenheit, Abwehr, Vermeidung, Wut und so weiter.

Die meisten Verkäufer haben niemals auch nur einen Blick auf die Zutatenlisten ihrer offenen Produkte geworfen. Wozu auch, normalerweise fragt ja niemand nach. Aber lass Dich nicht abwimmeln. Normalerweise müssten sie über die enthaltenen Zutaten Bescheid wissen oder die Liste parat haben. Theoretisch.

Es ist übrigens IMMER ratsam, die Zutatenliste zu lesen - auch bei Produkten, die Du bereits als "Kuhmilch-frei" kennst. Manchmal ändern die Hersteller die Zutaten und das hängen sie natürlich nicht an die große Glocke. Da müssen wir Verbraucher selber drauf kommen.

Kuhmilch heißt nicht immer Milch - Achtung!

Die Milch, ihre Bestandteile und ihre Erzeugnisse haben viele Bezeichnungen. Wenn Du einen oder mehrere der folgenden Begriffe auf der Zutatenliste findest, dann ist Milch oder ein Teil von ihr in diesem Produkt.

- Butter, Butterschmalz

- Milch, Milchpulver

- Vollmilch, Vollmilchpulver

- Magermilch, Magermilchpulver,

- Entrahmte Milch

- Milchzucker

- Laktose, Laktose (was dasselbe ist wie Milchzucker)

- Laktosemonohydrat

- Milcheiweiß

- Sahne, Sahnepulver, Saure Sahne, Rahm, Sauerrahm

- Molke, Molke(n)erzeugnisse, Molke(n)pulver

- Süßmolke, Süßmolke(n)pulver

- Sauermolke, Sauermolkepulver

- Zuckerstoffe (das kann Milchzucker sein)

Diese Liste ist sicherlich nicht vollständig, denn die Lebensmittelindustrie liebt es, sich hin und wieder neue Namen auszudenken. Dennoch ist sie ein grober Leitfaden. Probiere es doch mal aus beim nächsten Einkauf. Du wirst erstaunt sein, wie viele Produkte mit Kuhmilch in den Regalen stehen.

Ach ja, und es sollte noch erwähnt sein, dass Laktose in KEINEM anderen tierischen oder pflanzlichen Lebensmittel vorkommt - nur in Milch. Falls Du also irgendwo etwas von Laktose (oder Laktose) liest, kannst Du sicher sein, dass irgendetwas von der Milch mit in dem Produkt ist.

In welchen Lebensmittelgruppen kann Milch enthalten sein?

Kuhmilch und ihre Erzeugnisse findest Du vor allem in Fertigprodukten, Backwaren, Soßen und Dips. Bei Instant-Produkten kannst Du ziemlich sicher sein, dass Kuhmilch enthalten ist. Sie ist für die Hersteller so praktisch und preiswert, dass diese die Milch quasi überall reinmischen. Wenn nicht, dann schreit Dich bestimmt gleich ein Werbelabel auf der Verpackung an: VEGAAAAAN! Doch Vorsicht: Der Begriff "vegan" ist nicht gesetzlich definiert. Also lies bitte dennoch die Zutatenliste.

Hier ist eine kleine Zusammenstellung, in welchen Produkten der Lebensmittelbranche Kuhmilch enthalten sein kann.

Zuerst das Offensichtliche

- Milch, Trockenmilch, Kaffeeweißer, Kondensmilch, Sahne, etc.

- Milch-Mixgetränke wie Kakao, Vanilletrunk, etc.

- Buttermilch, Dickmilch, Kefir, Molke, Sauermilch, Sauerrahm, Joghurt oder Quark, etc.

- Käse, Käsezubereitungen, Hüttenkäse, Frischkäse, Camembert, Schmelzkäse, etc.

Jetzt das Naheliegende

- Pudding, Süßspeisen, Eiscreme, Schokolade, Bonbons, Schokoriegel, Nussnougatcreme, Pralinen, Süßkram allgemein, etc.

- Brot, Kuchen, Milchbrötchen, Waffeln, Kekse, Knäckebrot, Cracker, Backmischungen

Spannend, spannend - auch da drin?

- Wurst, Wurstkonserven, Fleischzubereitungen

- Chips, Knabberzeugs, etc.

- Grillsoßen, Mayonnaise, Salatsoßen, etc.

- Fertiggerichte wie Konserven, Pizza, Tiefkühlgerichte, Fertigteig

- Tüten-Suppen, -Soßen, -Cremes

- Kartoffelbreipulver (auch wenn Du noch Milch zugeben musst), Knödelpulver, Fertigmischungen für Bratlinge, etc.

- Brotaufstriche

- Süßstofftabletten

Echt jetzt? Aha.

- Energydrinks, Saftzubereitungen, etc.

- Müslimischungen

- Margarineprodukte!!

- Gewürzmischungen

Du siehst, so gut wie in allen Fertigprodukten kann Milch enthalten sein. Instantprodukte wie Kuchenmischungen enthalten beispielsweise IMMER Milchpulver, auch wenn Du noch Milch und Butter dazugeben musst. Interessant fand ich, dass auch in Fleisch- und Wurstwaren oder sogar in Trockengewürzen häufig Milch zu finden ist. Auch in Energydrinks hätte ich Milch eigentlich nicht vermutet.

Daran sieht man, wie viel Milch wir eigentlich zu uns nehmen - ohne es zu wissen. Zum Glück ist der Ausstieg heute viel einfacher als früher, denn Du kannst im Windschatten der Veganer reisen. Da dieser Trend immer aktueller wird, haben viele Hersteller ihre Produkte mit extra Hinweisen versehen: Neben dem bekannten Begriff "vegan" können Dir auch noch die etwas selteneren Bezeichnungen "Vegetabil" oder "ohne tierische Inhaltsstoffe" begegnen.

Was ist mit der Milchsäure - muss ich die auch meiden?

Nicht unbedingt. Milchsäure ist kein Bestandteil der Milch. Die Milchsäurebakterien haben mit der Milch eigentlich überhaupt nichts zu tun. Der Name entstand, weil der Entdecker dieser Bakterien diese zuerst aus der Milch separieren konnte.

Im Prinzip sind diese fleißigen Bakterien überall. Auch das Sauerkraut existiert nur durch die Arbeit der Milchsäurebakterien. Sie sind es, die für die Fermentierung zuständig sind - egal ob Milch oder nicht. Es gibt verschiedene Milchsäurebakterien, die unterschiedliche Ergebnisse liefern. Eines ist ihnen allen aber gemeinsam: Sie sind gesund.

Welche Lebensmittel enthalten denn garantiert keine Milch?

Da Milch in so vielen Lebensmitteln enthalten ist, scheint es fast einfacher, sich zu merken, in welchen sie denn NICHT enthalten ist. ;) Hier ist eine vergleichsweise kurze Liste einiger garantiert milchfreier Lebensmittel:

* Unverarbeitetes Obst, Gemüse und frische Kräuter
* Nüsse (ungewürzt)
* Hülsenfrüchte
* Kartoffeln (unverarbeitet)
* Reis
* Getreide
* Fleisch und Fisch
* Ei
* Honig

Wofür verwenden wir Kuhmilch?

Laut des Milchindustrie-Verbandes wurden in Deutschland im Jahr 2014 pro Kopf 91,1 Kilo sogenannte Frischmilcherzeugnisse verbraucht. Dazu gehören unter anderen die eigentliche Milch in ihren diversen Verarbeitungsstufen sowie Sahneerzeugnisse, Butter- und Sauermilch oder Joghurts. In diesen Zahlen sind Butter und Käse nicht enthalten - dieser Verbrauch kommt noch oben drauf.

Und so packt dieselbe Quelle jedem Bundesbürger zu den 91,1 Kilo Frischmilch-Erzeugnissen noch einmal 24,5 Kilo Käse und 6,0 Kilo Butter (24 Päckchen Butter) auf die Rechnung. Insgesamt ergibt das also fast 121,6 Kilo Milcherzeugnisse pro Kopf im Jahr 2014. Dabei werden als Basis ALLE Bundesbürger gezählt (mit dem Stichtag 30.6.2015 waren das lt. Verband 81,459 Millionen Menschen) - also auch jene, die gar keine Milch verzehren. Auf die Köpfe jener Bundesbürger verteilt, die tatsächlich Milch konsumieren, liegt der pro Kopf-Verbrauch demnach noch um einiges höher.

Eine ganze Menge, nicht wahr?

Tendenz steigend

Und diese Zahlen beziffern auch nur den Verbrauch, für den wir uns mehr oder weniger bewusst entscheiden. Nicht mitgerechnet sind jene Auszüge aus der Milch, die von der Lebensmittelindustrie gerne in Fertigprodukten verwendet werden, zum Beispiel Laktose sprich Milchzucker, Kasein oder Molke.

Sie sind fast überall drin - leider auch in einigen Produkten, die sich als "milchfrei" bezeichnen. Dass die Hersteller Milch so gerne verwenden, ist kein Wunder, denn die Milchbestandteile haben einige sehr attraktive Eigenschaften. Milchzucker oder auch Laktose (zwei Begriffe für ein und dieselbe Substanz) ist süß - aber nicht so süß wie Zucker. Das lieben die Hersteller. Denn durch die Zugabe von Milchzucker können sie das Volumen eines Produktes aufblähen, ohne gleichzeitig die Kalorienanzahl maßgeblich zu erhöhen. Außerdem ist Milchzucker ein gutes Bindemittel und ein wunderbarer Trägerstoff für Aromen oder Geschmacksverstärker. Vor allem die Hersteller von Backwaren setzen Laktose mit Vorliebe ein, weil sie nicht der Vergärung durch Hefe unterliegt und gleichzeitig schön bräunt, das macht in vielen Fällen den entscheidenden Vorteil aus. Milchzucker kostet nicht viel, weil Milch ja subventioniert wird, und somit ist dieser Stoff perfekt.

Aber nicht nur die Industrie steht auf die "Fähigkeiten" der Milch, sondern auch wir nutzen sie - wenn auch meist unbewusst - zum Kochen und zum Backen. Warum ich darauf jetzt so herumreite? Ganz einfach ... in dem Moment, in dem Du weißt, warum Du die Milch für etwas verwendest, kannst Du sie mit einer Zutat ersetzen, der ähnliche Eigenschaften zu eigen sind.

Was also tut die Milch für uns?

Milch in der Küche

Milch und Sahne kennt man ja in der Küche vor allem zum Verfeinern von Soßen und Suppen. Wir sind damit aufgewachsen, dass ein Gericht erst durch den "Blubb" frischer Sahne zu etwas Besonderem wird. In gewissem Maße stimmt das auch so, denn Milch und Sahne machen das Gericht nicht nur heller - sondern sie machen es auch fetter, sprich gehaltvoller. Außerdem sind sie hervorragende Geschmacksträger und verstärken den Eigengeschmack der Gewürze. Verantwortlich dafür sind sowohl der Milchzucker, also die Laktose, als auch die erwähnten Fette, die im Falle der Milch naheliegenderweise tierischen Ursprungs sind.

Gleichzeitig wird Milch auch verwendet, um zu scharf geratene Speise abzumildern. Fleisch, Wild, Innereien oder Fisch (Hering) werden gerne in Butter- oder Sauermilch eingelegt, um deren Eigengeschmack abzumildern oder die Fasern zart zu machen.

Auch für Salate und Dips verwenden wir gerne Milchprodukte. Da Essig und Öl auf die Dauer langweilig werden, darf es ein bisschen sahnig werden. Ist ja auch praktisch, denn dann schmeckt man den "fiesen, grünen" Salat nicht mehr so dolle. Die Joghurtsoße muss dabei oft als "magere" Alternative für die fette Sahne herhalten. Das Verhältnis kannst Du gut in der Kantine an der Salatbar beobachten: mindestens drei verschiedene   Fitness-
Joghurtsoßen-Varianten mit Superfood-Aromen und meist eine verschämte Essig-Öl-Mischung am Rande. Die Idee, dass gute Öle mit Zitronensaft und Gewürzen einem Salat eventuell auch gut stehen könnten, ist aus unseren Köpfen leider weitgehend verschwunden.

Beim Backen lockert die Milch den Teig auf - und zudem sorgt die Laktose in Butter oder Milch für eine goldbraune Färbung des Kuchens. Manche sagen, es sei schon auch der Butterge- schmack, der den Kuchen einfach vollmundiger macht. Ich konnte das zwar so noch nie nachvollziehen, aber über Ge- schmack lässt sich nicht streiten. Deshalb gehört es hier mit hinein. Auch hier spiegelt das Angebot beim Bäcker unsere Essgewohnheiten. Da gibt es Butterkuchen, Joghurt-Dinkel- Laibchen, Buttermilch-Brötchen und 1000 verschiedene Sahne- torten. Die Backwaren im Discounter schließlich enthalten alle Milchbestandteile aus oben genannten Gründen. Schau es Dir einmal bewusst an. Es lohnt sich.

Eine weitere wichtige Bühne für die Milch: Das Naschen. Viele Desserts basieren auf Milch. Angefangen von Tiramisu oder Mousse au Chocolat bis hin zu Sahnepudding oder Himbeer- quark - für den Nachtisch wird automatisch zu Milch gegriffen.

Und das führt nahtlos zum Süßkram in der Süßwarenabteilung des Supermarktes. Milchschokolade ist das Normale, ohne Milch ist Schokolade "bitter". Wie der Name Edelbitter-Schoko- lade schon sagt. Die meisten Süßigkeiten basieren auf Milch. Und die Werbung nutzt den bislang guten Ruf dieser Substanz, um kräftig auf die Pauke zu hauen. "Mit dem Besten aus der Milch" heißt es zum Beispiel auf einem bekannten Schokorie- gel. Ich glaube, Du weißt, welches Produkt gemeint ist.

Milch für die Kosmetik-Industrie

In der Kosmetik verwendet die Industrie vor allem die einzelnen Bestandteile der Milch - und zwar meist in Pulverform.

Der Milchzucker, so heißt es, reguliert die Feuchtigkeit der Haut. Ebenso soll sich Milch positiv auf Rötungen, Brennen oder Juckreiz auswirken. Dementsprechend oft ist Laktose auch in Kosmetikprodukten enthalten.

Ob Milch nun gut oder schlecht für die Haut ist, darüber scheiden sich die Geister. Wenn man viel Milch verzehrt, begünstigt sie wohl eher die Akne. Äußerlich angewandt allerdings wird sie immer wieder für die Schönheitspflege der Haut empfohlen - auch pur.

Buttermilch beispielsweise hat durchaus ihre Fans, wenn es um schöne Haut geht. Ein Buttermilchbad ist ein "Geheimtipp" in der Naturkosmetik. Es soll die Haut samtig weich machen. Ob das stimmt, weiß ich nicht. Ich konnte mich ehrlich gesagt noch nicht dazu überwinden, es auszuprobieren.

Molke ist eigentlich ein Abfallprodukt, das entsteht, wenn Käse aus der Milch gemacht wird. Sie wird in Produkten verwendet, die hautstraffend sind und die Haut reinigen. Weil Molke B-Vitamine und Mineralien enthält, setzen viele Leute darauf, dass sie die Haut schön seidig und weich macht.

Milch für die Pharma

Die Pharmaindustrie nutzt Milch nur allzu gerne, denn der Milchzucker ist ein dankbarer Träger für Wirkstoffe und zudem ein kostengünstiges Bindemittel. Kennst Du diese Tablettchen, die sich selbst auf der Zunge auflösen? Das ist Milchzucker.

Außerdem sind viele Tabletten mit einem leicht süßen Überzug versiegelt. Auch da ist Laktose drin. Laktose in Tabletten kann die unterschiedlichsten Bezeichnungen haben. Wenn Du zum Beispiel die Bezeichnungen Cellactose oder Microcellac auf einem Medikament liest, dann hast Du mit ziemlicher Sicherheit Laktosemonohydrat - und damit einen Bestandteil der Milch - vor Dir.

Kasein, das Hauptprotein der Milch, wird in der Forschung mit Vorliebe als Bestandteil von Nährboden zur Kultivierung von Mikroorganismen genutzt. Das "Casein-Soja-Pepton-Agar" zum Beispiel kommt in der Mikrobiologie des öfteren zum Einsatz.

Milch in der Naturheilkunde

Milch findet sich auch in der Hausmittel-Apotheke recht häufig. Die obligatorische "Heiße Milch mit Honig" wird zum einen immer noch gerne bei Einschlafschwierigkeiten verwendet, zum anderen heißt es, sie lindere Halsschmerzen.

Einige weitere Beispiele unter vielen:

• Kefir soll bei Darminfektionen und Tuberkulose helfen.

• Pfarrer Kneipp schwor auf Milch mit Gänsefingerkraut, als Mittel gegen Darm- und Halsentzündungen aller Art (wobei ein Großteil der Arbeit dabei das Gänsefingerkraut erledigen dürfte).

• Viele Gärtner heilen mit Milch vom Mehltau befallene Pflanzen.

• Quarkwickel werden oft eingesetzt bei Entzündungen oder Schwellungen, zum Beispiel auch beim gefürchteten Milchstau.

Kunststoffe aus Milch und andere Produkte

In der Chemie ist vor allem Kasein ein sehr beliebter Rohstoff - zum Beispiel als Bindemittel in Farben oder Lacken. Färber verwenden Kasein gerne, wenn sie Leder oder Stoffe einfärben.

Man kann aus Kasein auch Leim herstellen. Dieser Kasein-Leim klebt zum Beispiel Etiketten ans Glas. Es gibt Berichte, nach denen haben bereits die alten Ägypter Kasein zum Verleimen von Möbeln verwendet. Es lassen sich sogar Kunststoffe daraus herstellen - für Kämme, Möbelgriffe oder Knöpfe.

Kondome enthalten fast immer Kasein. Auch hier wird es als Bindemittel eingesetzt. Der Vollständigkeit halber muss man allerdings dazu sagen, dass im fertigen Kondom angeblich kein Kasein mehr enthalten sein soll. Es wird lediglich als Hilfsstoff bei der Herstellung gebraucht.

Es gibt auch Kondome ohne Kasein, für die statt Kasein ein Distelextrakt zur Herstellung verwendet wird. Wenn Du im Internet nach dem Stichwort "vegane Kondome" suchst, bekommst Du eine hübsche Auswahl an Alternativen.

Du siehst, Kuhmilch und ihre Bestandteile tauchen in fast allen Bereichen des modernen Lebens auf. Ich habe bei Weitem nicht alle aufgezählt. Bis Du all diese Bereiche gescannt hast, dauert es einige Zeit - aber noch einmal: Mach Dir keinen Stress. Es geht nicht darum, die Milch komplett zu verdammen, sondern die Maßlosigkeit einzudämmen, mit der die Milch von der Industrie eingesetzt wird. Die Hersteller werden von sich aus bestimmt nichts in dieser Richtung unternehmen. Warum sollten sie auch. Solange wir Verbraucher brav alles schlucken, was sie uns vorsetzen, ist doch alles in bester Ordnung. Mit anderen Worten: Wir als Konsumenten müssen beginnen, etwas zu verändern - unser Verhalten. Dann wird die Wirtschaft reagieren.

Das Alles geht nur Schritt für Schritt. Am Anfang ist es etwas mühsam - und auch ziemlich nervig - alles zu hinterfragen. Mit der Zeit bekommst Du jedoch Übung darin, und es wird Dir zu Gewohnheit zu prüfen, welche Bestandteile ein Produkt hat. Fang einfach an.

Lass uns gemeinsam beginnen - jetzt. In den nächsten Kapiteln verrate ich Dir, WIE Du die Milch ersetzen kannst, ohne Nährstoffe zu verlieren.

Und wie ist das jetzt mit den Nährstoffen?

Schauen wir uns doch zunächst einmal an, was uns die Kuhmilch an Nährstoffen bietet. Nur wenn Du weißt, was die Kuhmilch für Deinen Körper getan hat, kannst Du entscheiden, ob sie das auch weiterhin tun darf oder ob Du diesen Job auch pflanzlichen Lebensmitteln geben kannst.

Im Wesentlichen besteht Kuhmilch aus Wasser (87 Prozent), Milchzucker (4,9 Prozent), Fett (3,7 Prozent) und Eiweiß (3,6 Prozent). Den Rest machen Vitamine, Mineralstoffe, etc. aus. Milcheiweiß und Milchzucker (Laktose) sind die Bestandteile, die vielen Menschen zu schaffen machen.

Es sind aber auch gleichzeitig jene Stoffe, die die positiven Eigenschaften der Milch ausmachen. Milchzucker gehört zu den Kohlenhydraten. Die Fette liefern Fettsäuren. Und das Eiweiß kennen wir auch unter dem Schlagwort Proteine. Daneben enthält Kuhmilch noch viele hundert weitere Substanzen. Es ist nicht zu leugnen, dass Milch durchaus wertvolle Nährstoffe in sich trägt. Ist ja auch kein Wunder. Kuhmilch ist Muttermilch - und die soll dem Baby helfen, zu wachsen.

Warum wird Kuhmilch von gängigen Ernährungsexperten empfohlen?

Das wichtigste Argument für den Milchkonsum ist das Kalzium. Der Tagesbedarf an Kalzium für einen Erwachsenen liegt laut DGE, der Deutschen Gesellschaft für Ernährung, bei etwa 1000 mg. Da 100 g Milch etwa 125 mg Kalzium enthalten, ist der Tagesbedarf schon mit dem Verzehr von einem Liter Milch gedeckt.

Milch enthält aber auch noch andere Bestandteile, die für unseren Körper wertvoll sind. 0,8 Prozent der Milch entfallen auf Mineralien und Vitamine. Neben dem Kalzium enthält sie unter anderen Eisen, Natrium, Kalium, Magnesium, Zink, Jod und Phosphor. An Vitaminen bringt sie Vitaminen A, C, D, E, H, K, die B-Vitamine 1,2,6 und 12 sowie Nikotinsäureamid und Pantothensäure mit.

Milcheiweiß

Das Eiweiß der Milch teilt sich auf in 80 Prozent Casein und 20 Prozent Molkeprotein. In den Proteinen verstecken sich die wertvollen Aminosäuren, die immer wieder als extrem wichtig gemeldet werden. Das Eiweiß, also Protein, braucht der Körper, um es in Aminosäuren aufzuspalten. Es sind 20 natürliche Aminosäuren bekannt, 19 davon hat die Milch zu bieten. Das ist ein ziemlich guter Schnitt.

Acht Aminosäuren sind "essenziell", das heißt, der Körper kann sie nicht selbst herstellen. Er muss sie also über die Nahrung aufnehmen. Aus Aminosäuren baut sich der Körper dann wieder eigene Proteine. Die wiederum braucht er um - na ja, er braucht sie eigentlich für so gut wie alles: für den Zellaufbau und deren Erneuerung, um die Körperfunktionen aufrecht zu erhalten, für den Stoffwechsel, für das Immunsystem, für die Muskeln und für vieles mehr.

Es stimmt, die Milch ist ein guter Lieferant für Eiweiß, also für Proteine, also für Aminosäuren - ohne Frage. Ob nun tierisches Eiweiß oder pflanzliches Eiweiß von unseren Körpern besser aufgenommen wird, daran scheiden sich die Geister. Die einen plädieren für tierisches Eiweiß, die anderen für pflanzliches.

Milchfett

Mit der Milch nimmt unser Körper zudem bis zu 400 verschiedene Fettsäuren auf. 70 Prozent davon sind gesättigte Fettsäuren - kurz- und mittelkettig. Ungesättigte Fettsäuren hingegen finden sich nur wenige in der Milch, dafür Trans-Fettsäuren - etwa 4 Prozent der Kuhmilchfette gehören dazu. Milchfett ist der Speicherort der fettlöslichen Vitamine und des Lecithins, eines Stoffes, den vor allem Nerven und Gehirn zu schätzen wissen.

Milchzucker

Die Kohlenhydrate liefert die Milch durch den Milchzucker, sprich die Laktose. Die kommt übrigens in KEINEM anderen Lebensmittel vor - egal ob tierischer oder pflanzlicher Herkunft. Die Tatsache, dass so viele Leute (etwa 10 bis 15 Prozent der deutschen Bevölkerung) in unserer Gesellschaft laktoseintolerant sind, zeigt, wie viel Milch wir eigentlich wirklich konsumieren. Denn, wenn ein Stoff, der nur in einem Lebensmittel vorkommt, so viele Leute beeinträchtigen kann, will das schon etwas heißen.

Organische Säuren

Auch organische Säuren finden sich in der Milch. Laut einer Studie des Max Rubner Institutes aus dem Jahr 2014 finden sich unter anderen Zitronensäure, Ameisensäure, Essigsäure oder freie Fettsäuren in der Kuhmilch.

Je nach Verarbeitung der Milch wird der Anteil der verschiedenen Stoffe höher oder niedriger. Da manche Vitamine zum Beispiel sehr hitzeempflindlich sind, verflüchtigen sie sich schon bei der Pasteurisierung. Die Inhaltsstoffe, die die Milch also für das Kuhbaby und letztlich auch für den Menschen so wertvoll machen, sind in den Endprodukten, die man so im Supermarkt findet, nur mehr zum Teil enthalten. Das ist der Preis, den wir für Keimfreiheit bezahlen.

Ist Milch wirklich notwendig für unsere Gesundheit?

Es ist schwer zu beurteilen, ob wir Milch wirklich brauchen für unsere Gesundheit. Es heißt, die Völker der Nordhalbkugel hätten vor allem deshalb damit begonnen Milchwirtschaft zu betreiben, weil sie durch das Kalzium und den Milchzucker der Milch den Mangel an Sonnenstunden ausgleichen wollten. Ob die Menschen damals schon von Vitamin D wussten - ich bezweifle es. Aber es liegt nahe, dass sie sich instinktiv eine Ersatzquelle gesucht haben.

Unser Körper braucht die Sonne, um Vitamin D zu produzieren. Und um das Vitamin D verwenden zu können, braucht er Kalzium - und noch so manch anderes. Der Körper verwendet Vitamin D, Kalzium und Co., um zum Beispiel die Knochensubstanz aufzubauen und zu erhalten. Der Körper braucht vereinfacht gesagt das Vitamin D, um Kalzium aus der Nahrung überhaupt anständig aufnehmen zu können. Mit dem Milchzucker aus der Kuhmilch und ihrem gleichzeitig hohem Kalziumgehalt konnten die Menschen die unerfreuliche Tatsache der wenigen Sonnenstunden bis zu einem gewissen Grad ausgleichen.

Das gelingt natürlich nur bedingt, denn Vitamin D ist einer der wenigen Stoffe, die nicht über die Nahrung zugeführt werden können, die aber wirklich wichtig für unseren Organismus sind - nicht nur in Bezug auf Kalzium.

Experten sind sich nicht einig

Es gibt aber auch Fachleute, die genau die gegenteilige Meinung vertreten. Nämlich, dass das Kalzium in der Milch vom Körper fast gar nicht verwertet werden kann, Vitamin D hin oder her - im Gegenteil. Da das Kuhmilch-Kalzium an das vergleichsweise große Kasein gebunden ist, kann es die Blutgefäße erst mal nicht verlassen. Das heißt, der Körper muss das Kalzium erst einmal verwertbar machen … und dafür muss er Kalzium aus dem eigenen Vorrat verwenden. Im besten Fall verringert dies die Kalziumausbeute aus einem Glas Milch erheblich, im schlimmsten Fall - und vor diesem wird immer öfter gewarnt - entzieht der Verzehr von Milch dem Körper sogar mehr Kalzium, als er ihm zuführt.

Obwohl die alten Nordvölker Milch getrunken haben, muss das nicht unbedingt heißen, dass ihre Entscheidung in den heutigen Tagen ebenso ausgefallen wäre. Denn die Milch damals kann man nicht mit der Industriebrühe vergleichen, die wir heute auf den Tisch bekommen.

Wertvoll ist die Milch allenfalls, wenn sie naturbelassen ist, was sie vor 4000 Jahren - und auch noch vor 200 Jahren - unbestritten war. Heute jedoch ist die Milch nicht mehr naturbelassen - selbst wenn man sich direkt unter ein Euter legen würde und sie sich in den Mund spritzen würde.

Denn heutzutage sind auch die Kühe nicht mehr naturbelassen. Sie werden mit Antibiotika und Genfutter vollgestopft, das wiederum in Pestiziden gebadet hat. Werden stillende Mütter nicht ständig und andauernd gewarnt, auf ihre Ernährung zu achten? Es heißt, jeder Schluck Alkohol beeinträchtigt die Muttermilch. Eine Kuh ist eine stillende Mutter. Nichts anderes. Und alles, was die Kuh frisst - und zudem jede Emotion, jede Trauer, jeder Schmerz, gehen direkt auf ihre Milch über. Mit anderen Worten: Wir nehmen mit einem Glas Milch nicht nur Kalzium, Mineralien und Vitamine zu uns, sondern auch eine ganze Reihe Dreck, den unser Körper erst einmal verkraften muss.

Milch ist wertvoll - aber nicht in der heutigen Form

Dennoch ist es wiederum richtig, dass die Milch prinzipiell wertvolle Bestandteile enthält - und zwar auch einige Stoffe, die man so kaum über pflanzliche Quellen bekommt. Lysin zum Beispiel. Das ist eine der wichtigsten essenziellen Aminosäuren in der Milch. Lysin kommt nur wenig in pflanzlichen Proteinen vor. Die Milch könnte bei einem Mangel also wertvolle Hilfe leisten ... wenn sie nicht behandelt wäre. Denn Lysin ist sehr empfindlich. Es verflüchtigt sich während der vielen technischen Prozesse. So wie dieser Aminosäure geht es vielen wertvollen Inhaltsstoffen der Milch. Sie sind flüchtig und überstehen die Torturen des Haltbarmachens nicht.

Unter dem Strich ist die Gesundheitsbilanz der industriellen heutigen Milch meiner Meinung nach eher mager. Ich kann keinen Bereich erkennen, in dem Milch unbedingt nötig wäre für ein gesundes Leben. Man kann sie trinken, aber man muss es nicht. Es gibt eine Menge pflanzlicher Lebensmittel, die Dir mehr Nährstoffe bieten als die Milch - vor allem, was Kalzium, Eiweiß und all den Kram angeht.

Wie Du die Nährstoffe der Milch

bewusst ersetzt

Bei einer gesunden Ernährung geht es darum, dem Körper alle wichtigen Stoffe zuzuführen, die er braucht. Die Nährstoffe sind der Kraftstoff unseres Körpers. Wenn Du die Milch weglässt, stellt sich sicherlich sofort die Frage: Wo bekomme ich denn dann die nötigen Nährstoffe her?

Die gute Nachricht: Milch ist nicht die einzige Quelle für Proteine (Eiweiß), also Aminosäuren, Kohlehydrate (Milchzucker), Vitamine und Mineralien. Du kannst Deinen Bedarf leicht durch pflanzliche Lebensmittel decken. In manchen Fällen ist eine pflanzliche Quelle für den Körper sogar geeigneter. Noch eine gute Nachricht: Viele der in diesem Buch erwähnten Zutaten bieten genau jene Nährstoffe, die auch die Milch bietet.

Kalzium

Der Kalziummangel ist ja immer das Damoklesschwert, das virtuell an die Decke getackert wird, sobald man auch nur erwähnt, keine Milch mehr zu mögen. Die Wahrheit ist: Kalzium kannst Du wirklich leicht über pflanzliche Nahrung bekommen.

Die von der deutschen Gesellschaft für Ernährung empfohlene Tagesdosis liegt bei 1000 mg für einen erwachsenen Menschen, Jugendliche brauchen ein bisschen mehr.

In 100 g Milch sind 125 mg enthalten. Du müsstest also täglich ungefähr einen Liter Milch trinken, um deinen Tagesbedarf zu decken. Das ist die Rechnung, die von vielen Ernährungsexperten aufgestellt wird.

Kalzium ist aber nicht nur in der Milch enthalten, sondern auch in grünem Blattgemüse, Kohl, Hülsenfrüchten, Mandeln, Nüssen, Rote Bete, Tomaten, Sesam, Sonnenblumenkernen, getrocknetem Obst oder Feigen. 25 g Sesamsamen enthalten zum Beispiel 200 mg Kalzium.

Und der Vorteil dabei: DIESES Kalzium ist nicht an Casein gebunden. Das heißt, Dein Körper muss es nicht erst abspalten davon. Und dies bedeutet, er muss kein körpereigenes Kalzium einsetzen, um eine neue Lieferung zu bekommen.

Wenn Du statt Milch Brennnesselsaft trinken würdest - nur mal angenommen, grins - dann würden bereits 500 g - also in etwa ein halber Liter täglich - reichen, um Deinen Körper ausreichend mit Kalzium zu versorgen.

Brokkoli hat pro 100 g rund 100 mg Kalzium zu bieten. Lauch fast genauso viel. Grüne Bohnen können sogar mit 200 mg Kalzium pro 100 Gramm aufwarten. Mit anderen Worten: Dein Kalzium bekommst Du eh automatisch, wenn Du viel frisches Gemüse und vielleicht auch hin und wieder mal Wildkräuter isst.

Eiweiß

Eiweiß braucht unser Körper, damit er die wichtigen Aminosäuren bekommt. Sie sind wichtig für den Aufbau des Immunsystems, zur Zellerneuerung, Blutbildung oder den Stoffwechsel.

Unser Körper zerlegt das Eiweiß und zieht sich jene Aminosäuren raus, die er braucht, um daraus sein eigenes Protein zu bauen. Insgesamt gibt es 20 natürliche Aminosäuren, aus denen der Körper seine Proteine basteln kann. Mal braucht er die eine mehr, mal die andere. Acht davon sind "essenziell". Sie sind so etwas wie Grundbausteine. Hat der Körper sie zur Verfügung, dann kann er daraus die anderen auch herstellen. Diese essenziellen Aminosäuren kann er dummerweise nicht selbst herstellen. Er muss sie aus der Nahrung beziehen. Unser Körper kann aus der Milch, also genauer gesagt aus dem Milcheiweiß, 19 der 20 natürlichen Aminosäuren gewinnen. Darunter sind alle acht essenziellen Aminosäuren.

Er kann sie aber auch aus pflanzlicher Nahrung beziehen. Das Gute an pflanzlichem Eiweiß ist, dass es so gut wie keine Pflanze gibt, die nicht ALLE Aminosäuren in sich trägt. Lediglich die Menge der enthaltenen Aminosäuren variiert. Nun könnte man jede Aminosäure genau auflisten und dann errechnen, welches Lebensmittel man im besten Fall essen sollte. Ich weiß nicht, wie es Dir geht, aber an diesem Punkt steige ich jedes Mal aus.

Mein Ansatz ist vielleicht naiv, aber er funktioniert wunderbar: Für mich als Konsumentin reicht es darauf zu achten, dass ich die Lebensmittel auf dem Schirm habe, die reich an Eiweiß sind. Und aus diesen stelle ich mir einen bunten Mix zusammen. Den Rest überlasse ich meinem Körper. Der ist schlau und der kann das besser als ich beurteilen.

Glücklicherweise ist es unserem Körper im Prinzip egal, ob er tierisches Eiweiß oder pflanzliches Eiweiß bekommt (außer Du hast eine Allergie auf tierische Eiweiße). Wichtig sind für ihn nur die Aminosäuren - und wichtig ist für ihn, wie leicht er die Proteine zerlegen kann.

Die empfohlene Tagesdosis an Eiweiß liegt laut der Deutschen Gesellschaft für Ernährung bei 0,8 g Protein pro Kilogramm Körpergewicht. Im Allgemeinen nehmen wir automatisch weit mehr als diese empfohlene Tagesdosis zu uns. Wenn Du Fleisch oder Eier isst, darfst Du sowieso aufpassen, dass Du nicht zu viel abbekommst, denn diese Nahrung enthält viel tierisches Eiweiß.

Falls Du tierische Lebensmittel meidest, ist die folgende Aufzählung ein erster Wegweiser für Dich. Hier sind einige pflanzliche Lebensmittel, die Dir guten Nachschub an Eiweiß liefern:

• Hülsenfrüchte: Vor allem Bohnen sind sehr reich an Eiweiß. Ein Linseneintopf oder Chili sin Carne sind immer eine gute Idee. Genannt sei hier auch die Sojabohne, denn sie hat einen ähnlichen Eiweißgehalt wie die Kuhmilch. Wenn Du darüber hinaus noch Brotaufstriche aus Linsen oder Bohnen verwendest, bekommst Du Eiweiß quasi nebenbei.

• Gemüse: Hier sticht vor allem die Brunnenkresse aus der Masse hervor. Wenn Du Deinem Salat ein Topping aus Brunnenkresse gönnst, dann füllst Du damit Deinen Eiweißvorrat gut wieder auf. Ebenfalls gut dabei sind Pilze und vor allem das allseits gelobte "grüne" Gemüse: Brokkoli, Rosenkohl, Zucchini oder Spinat sind sehr gute Lieferanten.

• Getreide: vor allem Hafer, aber auch Roggen, Buchweizen und Weizen. Hier sind es in erster Linie die Sprossen und Keime, die viel Eiweiß liefern. Ist das Getreide erst einmal verarbeitet, dürfte nicht mehr so viel drin sein.

- Nüsse und Samen: Auch von ihnen bekommst Du reichlich Eiweiß. Wie unschwer zu erkennen ist, sind gerade Nüsse und Samen die Hauptzutaten der Milchersatz-Produkte.

- Weitere Eiweißquellen: Hefeflocken als Würzzusatz, Süßwasseralgen wie Spirulina. Sie ist das Mittel der Wahl, wenn Du Eiweiß als Nahrungsergänzung extra einnehmen willst. Bevor Du das tust, sprich aber bitte erst mit Deinem Arzt darüber.

Vitamine

Sind wir mal ehrlich. Niemand hat je Milch getrunken, weil sie so viele Vitamine in sich hat. Wenn Du an Vitamine denkst, welche Lebensmittel fallen Dir dann zunächst ein? Gemüse und Obst, nicht wahr? Ich war noch nie versucht, meinen Vitaminbedarf durch ein Glas Milch oder den Verzehr von Butter zu decken.

Ohne Frage, auch in der Milch sind Vitamine drin, aber das ist ungefähr so, als würde ein Limonadenhersteller darauf hinweisen, dass die Orangen in seiner Limonade Vitamin C enthalten. Klar, die Werbefachleute tun dies ständig und andauernd. Aber Fakt ist doch, dass erstens selten echte Früchte in Limonaden enthalten sind und zweitens: Niemand trinkt Limonade, um Vitamin C zu bekommen.

Du bekommst Deine Vitamine durch Kräuter, Gemüse, Obst, Hülsenfrüchte, Samen oder Nüsse. Je mehr verschiedene Gemüse, Kräuter, Obst, Samen, Nüsse und Hülsenfrüchte auf

Deinem Speisezettel stehen, desto vielfältiger sind auch die Vitaminquellen, die Dir zur Verfügung stehen.

Noch einmal möchte ich Dir die Kräuter ans Herz legen. Sie sind reich an Vitaminen und Mineralstoffen und darüber hinaus haben sie eine Menge an sekundären Pflanzenstoffen zu bieten. Die genaue Wirkung wurden noch nicht erforscht - bislang weiß die Wissenschaft nur, dass sie für unsere Körper sehr wertvoll sind. Wenn Du Dir angewöhnst, mit frischen Kräutern zu würzen (und zwar erst NACH dem Kochen), dann nimmst Du eine Menge Nährstoffe nebenbei mit - ohne viel Aufwand.

Milch-Alternativen als Nährstofflieferanten

Wenn man es genau nimmt, dann gibt es auch beim vollkommenen Verzicht auf Milch nicht so unglaublich viele Nährstoffe auszugleichen. Denn die Zutaten der Alternativen findest Du zum größten Teil in obiger Auflistung. Sie gehören also eh schon zu den empfohlenen Nahrungsmitteln. Du bekommst durch die pflanzlichen Zutaten der Alternativen schon mal einen Teil Deines Nährstoffbedarfs gedeckt.

Es gibt nur zwei Fehler, die dabei immer wieder gemacht werden und die in Folge dazu führen, dass im Gesamtbild Nährstoffe fehlen:

1. Fehler: Die Kuhmilch wird ausschließlich durch Sojaprodukte ersetzt. Es gibt eine unglaubliche Flut an Sojaprodukten und Sojarezepten - Milch, Sahne, Quark, etc. Aus Soja, so scheint es, kann man einfach alles machen. Nicht nur Milch-Fakes, sondern auch Ei- und Fleischersatz. Diese Bohne kommt in vielen unterschiedlichen Verkleidungen zu uns Konsumenten. Da kann es schon passieren, dass wir vergessen, dass es eigentlich immer nur EIN Nahrungsmittel ist, das wir verzehren - So-

ja halt. Logisch, dass die Nährstoffbilanz dadurch ins Wanken gerät.

Tipp: Achte auf Vielfalt. Je mehr unterschiedliche unverarbeitete Lebensmittel Du zu Dir nimmst, desto ausgeglichener ist die Bilanz. Denn es sind ja nicht nur Soja, sondern Nüsse, Getreide und Gemüse, welche die Eigenschaften der Milch imitieren sollen.

2. Fehler: Die Kuhmilch wird hauptsächlich durch Fertigprodukte ersetzt. Zugegeben, praktisch ist es schon, wenn man nicht schnippeln oder einweichen muss. Fertige Produkte sind ein Segen - aber nicht nur.

Wer sich ausschließlich von Fertigprodukten ernährt, der verschenkt viele Vitamine und Mineralstoffe, die der Körper gut brauchen könnte. Eine fertige Hafermilch kann mit einer selbstgemachten einfach nicht mithalten, was Nährstoffe angeht. Außerdem werden viele der Alternativen gar nicht gekocht, sondern lediglich zerkleinert. Auch beim Kochen geht eine Menge verloren.

Tipp: Mach hin und wieder einige Dinge auch selbst. Dann weißt du, was drin ist und Du bekommst eine Menge mehr Nährstoffe ab. Ich weiß, dass das schwierig ist, wenn man im Job hängt und dem Terminplaner hinter hechtet. Absolut … und ich möchte nicht behaupten, dass ich selbst das durch die Bank hinbekomme. Aber auch hier macht es der Mix. Mal fertig gekauft, mal selbst gemacht: auf Vorrat und eingefroren.

Aber lass uns jetzt endlich mal zu den Stars dieses Buches kommen - den Alternativen für Milch.

Wie funktioniert das Leben ohne Milch?

Auch wenn Du es nicht glauben magst, aber es gibt eine Menge Alternativen zu Kuhmilch und ihren Erzeugnissen. Im Folgenden geht es vor allem um die Verwendung der Milch als Nahrungsmittel. Es gibt für so gut wie jedes Einsatzgebiet eine Alternativlösung. Sobald Du Dir Gedanken gemacht hast, was die Milch Dir geschenkt hat, kannst Du Dir jeweils das passende Ersatzprodukt im Supermarkt kaufen - oder es selber herstellen.

Milch - die heilige Kuh der Industrie

Das Angebot im Handel war nicht immer so vielfältig. Die Milchalternativen hatten hier in Deutschland einen harten Start. In den 90er Jahren war zum Beispiel der Vertrieb von Getreidemilch verboten. Der Grund? Die Milchindustrie ist für die Politik ein schützenswerter Industriezweig, da hoch subventioniert. Und so war es nicht gerne gesehen, dass auf einmal Produkte auf den Markt drängten, die der Milch in Aussehen und Eigenschaft ähnelten. Einzig die Kokosmilch war von dem Verbot ausgeschlossen.

Da von Getreidemilch jedoch nachweislich keine Gefahr ausging, durfte sie schließlich auch hier in Deutschland verkauft werden. Dennoch unterliegen die Milchalternativen auch heute noch einigen Einschränkungen.

Sie dürfen sich beispielsweise nicht "Milch" nennen, obwohl sie denselben Verwendungszweck haben und ähnlich im Erscheinungsbild sind. Das ist ein bisschen doof, denn nun müssen die Pflanzenmilch-Hersteller auf den Verpackungen die Bezeichnungen "Drink" oder "Getränk" angeben, was uns Verbraucher nachweislich nicht besonders anspricht.

Die Getreidemilch-Produkte werden darüber hinaus - im Gegensatz zu Milch - nicht subventioniert. Dafür werden sie höher besteuert, was dazu führt, dass sie teurer sind als Kuhmilch. Diese wurde nämlich als Grundnahrungsmittel deklariert, deshalb werden auf ihren eigentlichen Preis auch nur 7 Prozent Mehrwertsteuer aufgeschlagen. Pflanzliche Alternativen hingegen gehören per Gesetz zu den Genussmitteln mit einer entsprechenden Besteuerung von 19 Prozent.

Milchersatzprodukte im Handel

Die Lebensmittelindustrie hat inzwischen begriffen, dass hinter der Idee der Milchersatzprodukte ein unglaublich großer Markt steckt. Der Handel hat laut einem Bericht in der "Zeit" im Jahr 2014 allein mit diesen Getreidedrinks einen Umsatz von 154 Millionen Euro erwirtschaftet. Damit ist der Umsatz im Vergleich zum Vorjahr um satte 40 Prozent gestiegen.

Die Folge ist, dass es mittlerweile eine fast unüberschaubar große Auswahl an pflanzlichen Alternativprodukten zu Kuhmilch im Handel gibt. Du musst schon lange nicht mehr in den Biomarkt gehen, um Hafermilch oder veganen Käse zu bekommen. Die meisten Supermärkte haben sie im Programm.

Wer Milch ersetzen muss oder will, der hat reichlich Auswahl. Er darf aber auch gleichzeitig genau aufpassen, was er sich da in die Tüte packt. Denn leider sind mit der Angebotsvielfalt auch einige Nachteile verbunden.

Die Lebensmittelindustrie ist natürlich daran interessiert, Milch-Alternativen so authentisch wie möglich hinzubekommen. Das führt dazu, dass man häufig einen wahren Chemiecocktail in seinen pflanzlichen Puddings oder Soßen hat. Milchähnliche Konsistenz und Geschmack in großen Mengen werden zudem oft nur durch sehr aufwendige Herstellungsverfahren erreicht, die so gut wie jedes Krümelchen Vitamin restlos dahinraffen. Deshalb heißt es auch bei den veganen Kuhmilch-Kollegen: Gut aufpassen und Zutatenliste lesen.

Milchersatzprodukte selber herstellen

Glücklicherweise können fast alle Alternativen auch selbst zubereitet werden. Und wer die Milch aus gesundheitlichen Gründen ersetzen will, der sollte sowieso von Fertigprodukten Abstand nehmen.

Es ist in den meisten Fällen überhaupt nicht schwierig, Milch, Butter oder eine Béchamelsoße ohne tierische Bestandteile herzustellen. Und hat man einmal den Dreh raus, geht es schnell.

Eine Bekannte macht sich jeden Morgen ihre Mandelmilch in den Kaffee "mal eben" selbst - sie weiß das Rezept, hat die Mengen im Kopf, weiß, wie lange ihr Mixer für die richtige Konsistenz braucht und streicht die pürierte Mischung dann durch ein ganz normales Teesieb.

Abends weicht sie die Mandeln für die Portion am nächsten Morgen ein. Schüsselchen aus dem Schrank, Mandeln rein, Wasser drauf, fertig. Die Prozedur ist für sie genauso normal wie "Kaffee kochen" - das macht sie auch jeden Morgen neu, inklusive Kaffeebohnen mahlen.

Ich selbst bin morgens noch nicht so agil. Ich bereite meine Getreidemilch für ein paar Tage im Voraus zu - oder ich kaufe sie im Handel. Mal so, mal so, je nach Laune und Chaos, die in meinem Leben gerade einmal wieder herrschen. Und wenn ich Lust auf Sauerrahm oder Joghurt habe, mache ich gleich ein bisschen mehr und friere einige Portionen für später ein. Klappt wunderbar. :)

Ebenso die Soßen-Basis für helle Soßen wie Béchamel oder Hollandaise aus Blumenkohl und Haferflocken. Ich bereite gleich mehr zu - und friere die Basis dann portionsweise ein. Wenn ich einen Auflauf mache, dann hol ich mir die Basis aus dem Tiefkühler und füge dann erst die Gewürze zu. Das ist nicht viel aufwendiger als eine Fertigsoße warm zu machen, aber es schmeckt um Klassen besser.

Welche Zutaten können Milch ersetzen?

Es wäre gelogen, würde man behaupten, dass die pflanzlichen Alternativen genauso schmecken wie Kuhmilch. In gekochten Gerichten oder im Gebäck schmeckt man es meist nicht. Ein Kaffee mit Dinkelmilch schmeckt aber auf jeden Fall anders, als einer mit Kuhmilch. Ebenso wie einer mit frischer Milch eben anders schmeckt, als einer mit Kondensmilch. Wer also ein identisches Geschmackserlebnis erwartet, der wird enttäuscht sein. Aber ... wir reden schließlich nicht von Klons, sondern von Alternativen. Die sind ähnlich, aber nicht identisch.

Doch lass uns loslegen.

Es ist eine überschaubare Anzahl von Grundzutaten, die Du für die Herstellung von Kuhmilch-Alternativen immer wieder benötigst. Würden wir ein Casting abhalten, um die geeigneten Kandidaten zu finden, dann hielten wir nach folgenden Eigenschaften Ausschau:

- Blond: Da Milch hell ist, brauchen wir helle Zutaten - eh klar, oder?

- Geschmeidig: Ein paar Fettpölsterchen dürfen schon sein, denn auch Kuhmilch hat sie. Das Fett sorgt unter anderem dafür, dass die Milch schäumt.

- Wandelbar: Das ist wie in der Modelbranche. Je unscheinbarer das Gesicht eines Models von Natur aus ist, desto besser kann man Schminke draufklatschen und es in eine

Persönlichkeit verwandeln. So eignet sich das Model für jedes erdenkliche Projekt, was ja ziemlich praktisch ist. Auf unsere Wunschzutaten übertragen bedeutet das - je weniger Eigengeschmack sie haben, desto mehr Gerichte können sie doubeln. Kajal, Rouge und Lippenstift wären im Falle die Gewürze, mit der wir aus der Zutat eine schmackhafte Alternative herstellen.

- Erschwinglich: Es nützt nichts, wenn sich eine Zutat zwar alle Kriterien erfüllt, aber sehr teuer - oder schwer zu bekommen - ist.

Meist sind es Nüsse und Samen, die genau die Eigenschaften bieten, die Du für die Zubereitung der Alternativen brauchst. Auch die Hersteller der fertigen Produkte arbeiten mit diesen Zutaten, lediglich ihre Herstellungsverfahren sind professioneller, was allerdings nicht unbedingt ein Vorteil sein muss. Hier ist ein grober Überblick mit Funktionserklärungen und den Nährstoffen der Casting-Gewinner.

Hafer

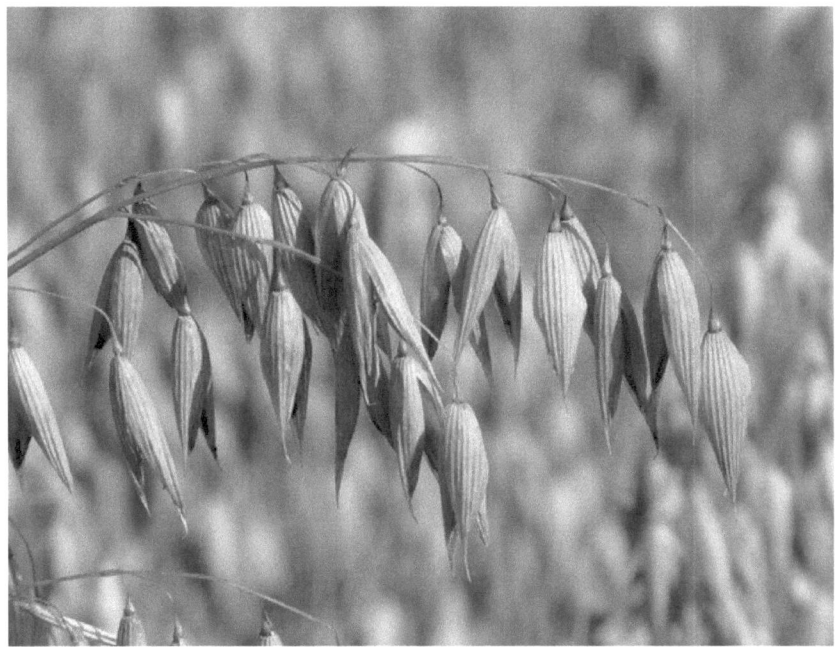

Hafer gehört wie Weizen, Gerste und Co. zur Familie der Süß-
gräser. Die Haferflocken, die wir für die Getreidemilch verwenden, werden aus Saat-Hafer gewonnen, den Du auch auf den
Feldern findest.

Hafer enthält wenig Gluten und viele Vitamine, weshalb man
auch selten Schimpftiraden über ihn liest. Er eignet sich wunderbar als Milchersatz, denn er hat mit sieben Prozent einen
vergleichsweise hohen Fettgehalt.

Dieses Getreide ist mit 12 Prozent auch ein guter Eiweißliefe-rant. Da pflanzliches Eiweiß im Gegensatz zu tierischem Eiweiß grundsätzlich ALLE essenziellen Aminosäuren enthält, ist es für unseren Körper im Prinzip das perfekte Buffet. Er kann sich die Aminosäuren rausziehen, die er für Zellerneuerung, Bildung von Enzymen und Hormonen, etc. braucht. Das Milcheiweiß enthält ebenfalls viele essenzielle Aminosäuren, aber halt eben nicht alle.

An Mineralstoffen liefert der Hafer zum Beispiel Kalzium, Eisen, Phosphor, Kalium, Selen und Jod. Im Hafer findet sich auch eine essenzielle Aminosäure, die in der Milch zu finden ist, aber bei deren Verarbeitung leider kaputt geht: das Lysin. Ha-fer wäre also eine Ersatzquelle für Lysin. Wie beim Reis finden sich auch im Hafer B-Vitamine - und zwar reichlich B1, B2, B6 und Biotin.

Interessant: Der Hafer ist ein Quelle für Folsäure. Das ist un-gewöhnlich für Getreide, denn normalerweise findet man Fol-säure hauptsächlich in Gemüse. Hafer eignet sich sehr gut als Pflanzenmilch und als Sahne. Manche mögen ihn zwar nicht besonders, weil er schleimt. Diese Eigenschaft kann man sich jedoch auch zunutze machen - bei Soßen zum Beispiel. Denn er dickt die Soßen von sich aus ein.

Dinkel

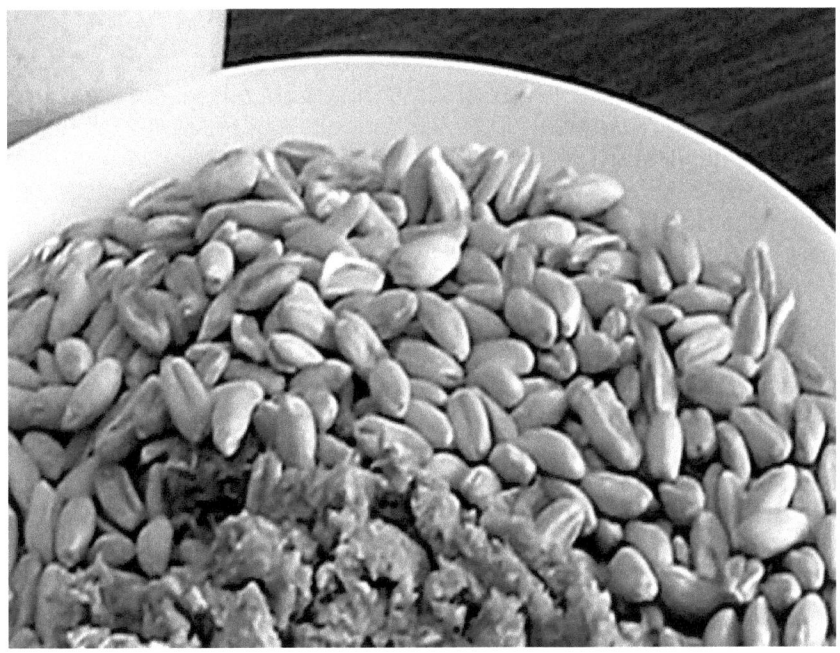

Der Dinkel ist quasi der große Bruder des Weizens. Er ist eine uralte Getreidesorte, lange vergessen und erst jetzt wieder in Mode gekommen. Der Grund ist, dass sein jüngerer Bruder, der Weichweizen eine steile Karriere im industriellen Ackerbau hingelegt hat - weil er so gut auf künstlichen Dünger anspricht.

Der Dinkel tut das nicht, er ist stur. Das war für die Industrie nicht besonders attraktiv und somit ein Grund, warum der Dinkel nicht sehr häufig angebaut wurde. Inzwischen allerdings erlebt der Dinkel ein Comeback. Und das, obwohl er wie der Weizen eine Menge Gluten in sich hat - was die Leute früher übrigens richtig klasse fanden. Denn Gluten ist ein guter Kleber für Backwaren.

Dinkel schneidet in so ziemlich allen Disziplinen besser ab als sein kleiner Bruder Weizen. Er liefert von allem ein bisschen mehr: Eisen, Magnesium, Zink, Mangan, Kupfer und Kieselsäure. Wie der Hafer liefert auch der Dinkel B-Vitamine. Außerdem bekommen wir durch ihn Vitamin E und Niacin. Vom Fettgehalt her liegt der Dinkel etwa in der Mitte. Er ist fettärmer als Mandelmilch und fettreicher als Reismilch.

Bei Dinkel ist es übrigens wichtig, dass er vor dem Verzehr zumindest eingeweicht wird. Besser noch ist es, ihn keimen zu lassen. Durch das Keimen wird der Phytingehalt verringert. Phytin ist ein sekundärer Pflanzenstoff, der die Nährstoffe an sich rafft. Dadurch wird der Dinkel für unseren Körper nicht mehr verwertbar. Durch das Keimen entstehen Phytasen, die die Nährstoffschätze des Dinkels wieder aus der Umklammerung befreien. Phytin ist leider kochresistent, deshalb ist es wirklich wichtig, den Dinkel keimen zu lassen - auch vor dem Kochen. Ungekeimt bringt er gar nix. Dinkel verwende ich hauptsächlich als Milch- und Sahneersatz.

Reis

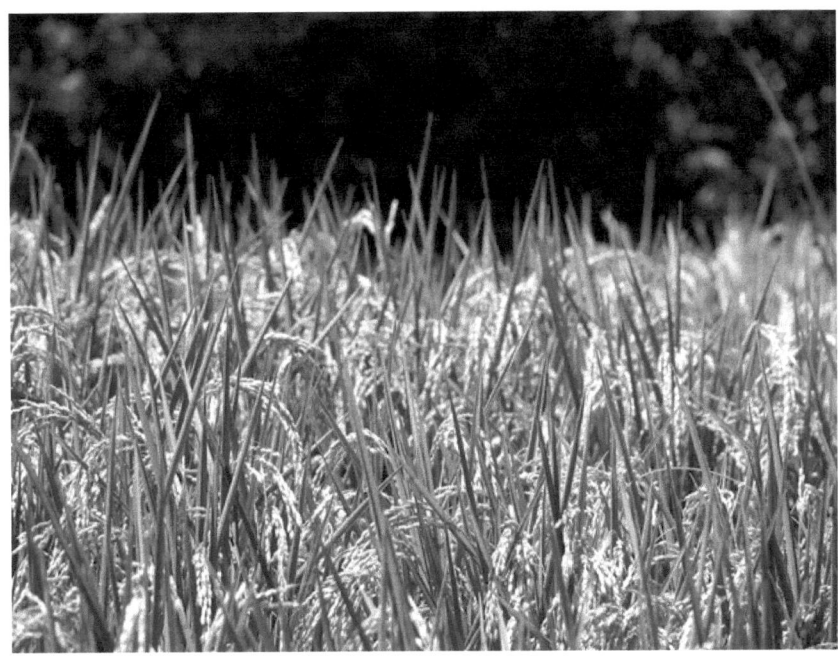

Reis ist ebenfalls ein Getreide. Er gehört zusammen mit Weizen, Hafer, Gerste, Mais und Hirse zu den wichtigsten Getreidearten und ist in weiten Teilen der Erde das Hauptnahrungsmittel. Der Reis besteht hauptsächlich aus Kohlenhydraten. Weitere Bestandteile sind Wasser, Eiweiß und ein ganz winziges bisschen Fett.

An Mineralstoffen liefert der Reis vor allem Kalium, Magnesium, Eisen und Zink. Auch der Reis eignet sich als Kaffeeweißer. Es gibt auch Reiscuisine, die mich allerdings nie wirklich überzeugt hat.

Mandeln

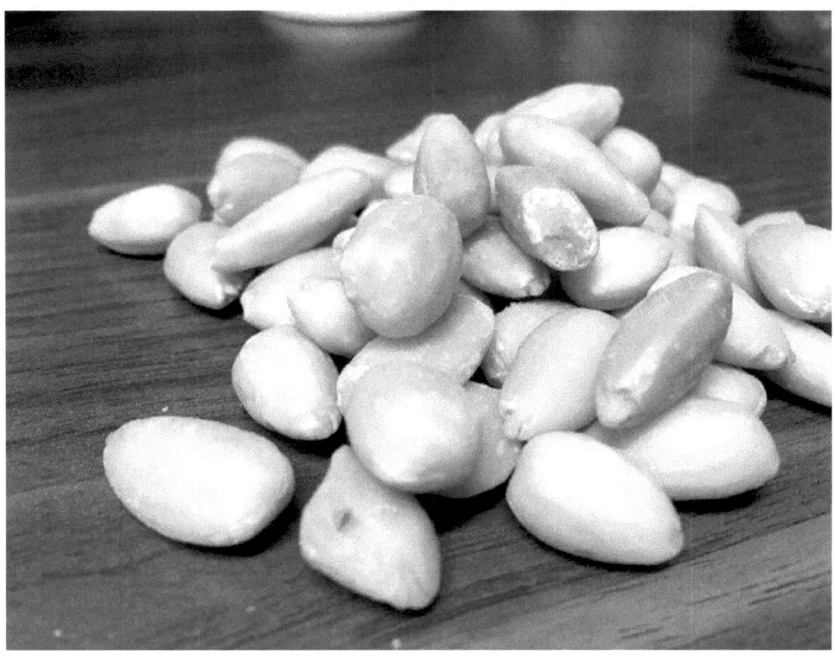

Mandeln sind Fast-Alleskönner, wenn es um Milchersatzpro-dukte geht. Man kann aus ihnen Milchdrinks ebenso zubereiten wie Quark oder Joghurt. Mandeln sind unglaublich wandlungs-fähig. Sie eignen sich nicht nur für süße Speisen, sondern ha-ben auch als Zutat für pikante Gerichte einen ganz eigenen Reiz.

Dennoch verwende ich sie recht sparsam. Zum einen sind sie teuer und zum anderen sind sie - in der Biovariante - meist noch im Häutchen. Und dieses macht die Mandeln recht schnell bitter. Mir ist das zu intensiv. Und da ich zu faul bin, jede einzelne Mandel aus der Haut fahren zu lassen, gehören Mandelmilch - oder eben Gerichte mit Mandel als Zutat - nicht zu meinen Favoriten. Immerhin wachsen Mandelbäume auch in Europa, im Gegensatz zum Cashewbaum, der nur in Asien oder Afrika angebaut wird. Das ist ja schon einmal was.

Die Mandel ist vergleichsweise fettreich, was fürs Kochen ziemlich gut ist. Deshalb werden Mandelsahne, Mandelmus und ihre Kollegen vor allem dann angewandt, wenn Fett gebraucht wird. Mit Mandelmilch funktioniert beispielsweise auch Cappuccino-Schaum recht gut - vorausgesetzt man mag den typischen Mandelgeschmack.

Die Mandel enthält unter anderem eine Reihe B-Vitaminen und Vitamin E. Ein hoher Anteil ungesättigter Fettsäuren macht sie auch für unseren Körper wertvoll. Außerdem ist sie reich an Kalium, Kalzium, Magnesium und Folsäure.

Cashews

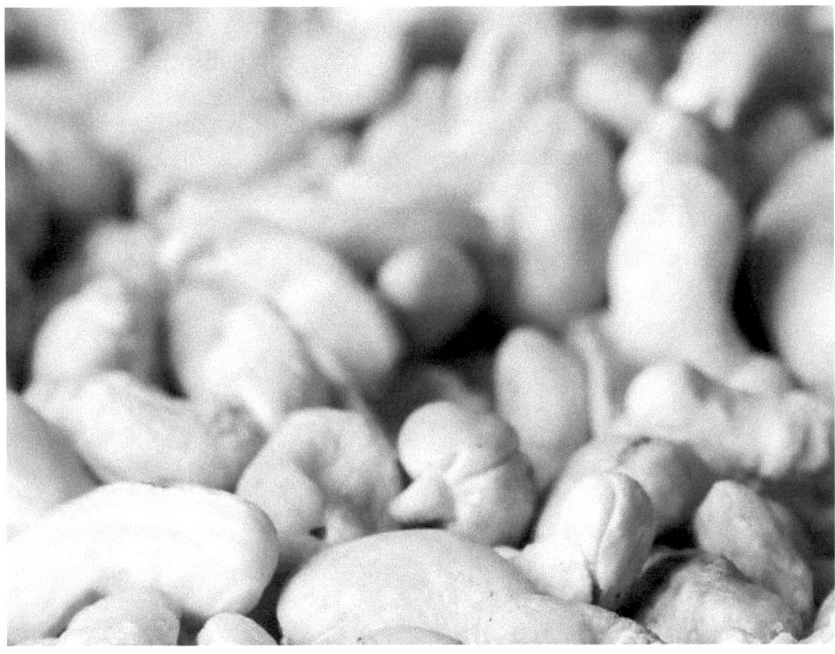

Cashewkerne sind DER Milchfake schlechthin. Aus ihnen kannst Du nicht nur Cashewmilch pur zubereiten. Die Cashew eignet sich für Joghurt, Parmesan-Ersatz, Creme fraîche, Quark, Käsesoße oder Schnittkäse. Cashewkerne sind toll - absolut vielfältig und nahrhaft.

Wie die Mandeln liefern die Cashews vor allem ungesättigte Fettsäuren. An Vitaminen warten sie mit A und E, an Mineralstoffen vor allem mit Kalzium, Kalium, Magnesium und Phosphor auf. Das Gesamtpaket geht also durchaus als wertvolles Lebensmittel durch.

Wo ist der Haken? Den gibt es ja irgendwo überall, gell? Cashewkerne kommen von recht weit her, meist aus Indien, den Philippinen oder aus Afrika. Das heißt, wir schippern sie quer durch die Welt. Du darfst aufpassen, dass Du gute Cashewkerne kaufst, denn die konventionellen Nüsse waren immer wieder in Verruf, mit Pestiziden verseucht zu sein. Also ist hier unbedingt Bio-Qualität angesagt, wenngleich das auch nicht unbedingt Giftfreiheit garantiert.

Andere Nüsse

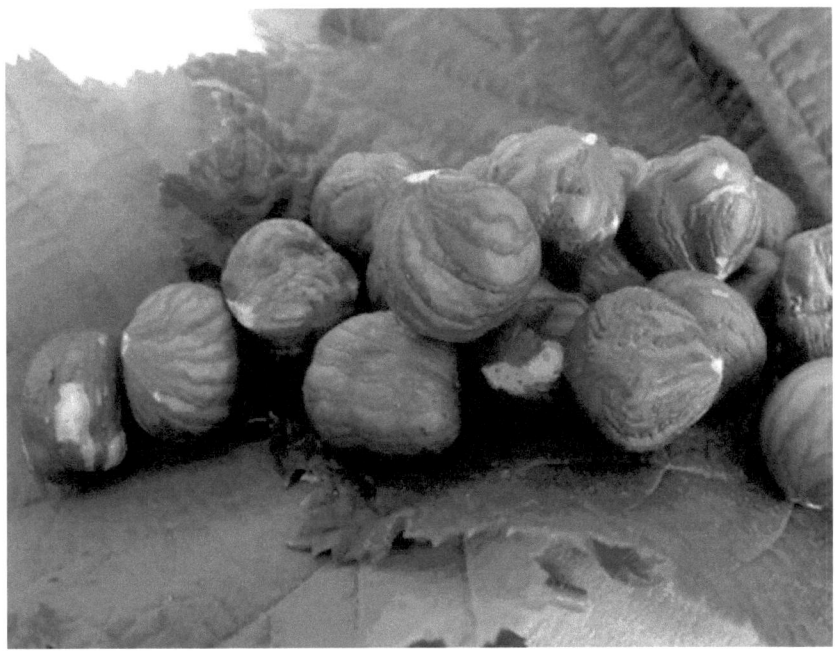

Du kannst im Prinzip aus allen gängigen Nüssen Milch herstellen. Sie alle enthalten Fett und püriert werden sie milchig. Also eignen sie sich hervorragend als Alternative zu Kuhmilch. Je nach Art haben sie allerdings einen Eigengeschmack. Walnuss-Milch würde ich nicht unbedingt in meinem Kaffee haben wollen - aber sicherlich ist das Geschmackssache.

Es ist wichtig, Nüsse vor Verwendung und Verzehr einzuweichen. Nüsse sind Samen. Sie sind darauf programmiert, einen Verdauungstrakt zu überstehen, damit sie im nächsten Frühjahr keimen können. Das heißt, sie machen es auch unserem Verdauungstrakt erst einmal nicht leicht. Das zeigt sich dadurch, dass Nüsse gemeinhin als "schwer verdaulich" gelten. Durch das Einweichen überlisten wir den Schutzmechanismus der Nüsse. Denn das Wasser setzt das Keimen in Gang.

Das ist natürlich sehr oberflächlich und laienhaft erklärt. Die Wirkung jedoch habe ich selbst beobachtet. Ich weiche ALLE Nüsse und Samen vor Verwendung ein paar Stunden ein. Erst einmal bedeutet dies eine Umgewöhnung. Ich fand das anfangs sehr anstrengend, jedes Mal am Abend davor die Nüsse einzuweichen, weil ich mir am nächsten Tag eine Milch machen wollte. Gleichzeitig war es für mich aber auch ein gutes Training für bewusstes Essen.

Und inzwischen habe ich das Einweichen der Nüsse in meinen Alltag integriert und es fällt mir gar nicht mehr auf. Belohnt werde ich für diesen Aufwand mit der Erfahrung, dass Nüsse mir gar nicht mehr schwer im Magen liegen, sondern ich sie im Gegenteil als sehr bekömmlich empfinde. Probiere es doch mal aus und lass Dich überraschen.

Kokos

Kokos eignet sich aufgrund des hohen Fettgehalts hervorragend für Rezepte wie Schlagsahne-Fake oder Eis. Es macht die Gerichte sämig, hat aber ebenfalls einen intensiven Eigengeschmack. Das darfst Du berücksichtigen, wenn Du Kokos verwendest.

Außerdem kommt auch Kokos von weit her und ich sehe hier ein ähnliches Problem wie bei Palmöl - die Monokulturen. Wenn wir die Nachfrage nach Kokos ankurbeln, dann wachsen die Anbauflächen, was wiederum den Regenwald kaputt macht. Deshalb kaufe ich Kokos nur BIO und FAIR - bei Anbietern, denen ich vertraue. Alles andere wäre für mich widersinnig.

Zutaten, die auf anderen Kontinenten wachsen, sind für mich Luxuszutaten. Ich setze sie achtsam ein - und nur dann, wenn ich noch keine hiesige Zutat entdeckt habe. Leider ist mir noch keine europäische Pflanze begegnet, die ähnliche Eigenschaften zu bieten hat wie Kokos. Ihr Öl ist ein Tausendsassa.

Die Monsternuss ist vor allem ein Kalium und Magnesium-Lieferant. Obwohl sie vor allem gesättigte Fettsäuren enthält, gilt sie als extrem gesund.

Kartoffeln und Gemüse

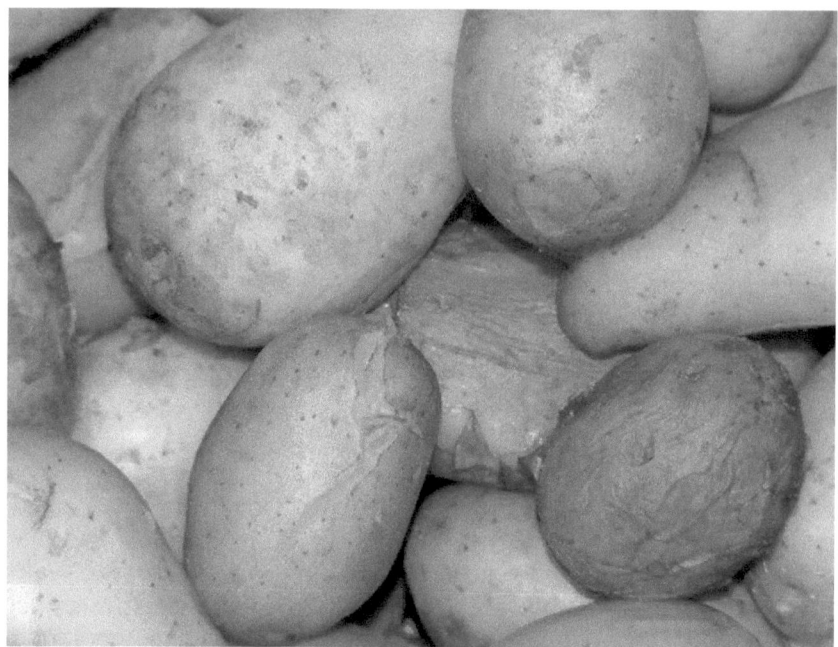

Gemüse kann durchaus auch einen Teil der Kuhmilchprodukte würdig ersetzen. Blumenkohl schenkt uns beispielsweise eine tolle Béchamelsoße.

Für viele Rezepte wird auch die Stärke der Kartoffeln verwendet, falls eine festere Creme gewünscht wird. Entweder verwendet man das Pulver, bekannt als Speisestärke, oder die Kartoffel wird in Form von pürierten Pellkartoffeln verarbeitet.

Agar-Agar und andere Bindemittel

Wie die Kuhmilchprodukte kommen auch die Alternativen manchmal nicht um ein Bindemittel herum. Je nachdem, was man erreichen will, können das einfache Stärke, Pfeilwurzelmehl oder Agar sein. Agar-Agar ist beispielsweise das Mittel der Wahl, wenn eine Masse wirklich schnittfest werden soll. Es ist ein sehr effektives Bindemittel - wirkungsvoller als Gelatine. Du bekommst das Pulver in kleinen Döschen verpackt im Handel. Ein halber Teelöffel ersetzt etwa vier Blatt Gelatine. Im Unterschied dazu besteht Agar-Agar jedoch nicht aus gemahlenem Tier, sondern aus Algen, genauer gesagt aus Rotalgen.

Der Nachteil von Agar-Agar besteht eindeutig darin, dass man es erst mit Wasser aufkochen muss, damit es fest wird. Mit anderen Worten: Wenn ein Rezept Agar-Agar enthält, dann ist es etwas aufwendiger.

Es herrscht unter den Experten ein heftiger Streit, ob Algen nun gesund sind oder nicht. Es wird ihnen nachgesagt, dass sie der B12-Lieferant schlechthin sind. Viele Leute essen zum Beispiel deshalb auch regelmäßig Chlorella. Ich hab keine Ahnung, ob das stimmt. Da Agar-Agar für den Milchersatz eh nur als Bindemittel fungiert, braucht es - wie ich finde - auch nicht das ultimative Superfood zu sein. Hauptsache es ist giftfrei und nicht genmanipuliert - weshalb ich es wie viele andere Dinge auch bio kaufe.

Zitrone

Zitronensaft und Essig sind für die Säure zuständig. Sie bringen die Getreide- oder Nussflüssigkeit dazu, zu gerinnen. Auch in der Milchproduktion geschieht das so. Die Milch wird dazu gebracht, zu stocken. Daraus entsteht dann entweder Joghurt oder Käse. Die Rückstände kennen wir als Molke.

Darüber hinaus ist der Zitronensaft auch ein Teil der Würze. Er trägt dazu bei, dass in der Kombination ein ähnlich säuerlicher Geschmack entsteht wie bei fermentierten Milchprodukten.

Zitronen enthalten eine Menge Vitamin C und werden im Körper basisch verstoffwechselt. Sie schmecken zwar sauer, aber sie helfen unserem Körper, seinen Säure/Basen-Haushalt in Ordnung zu halten.

Gewürze

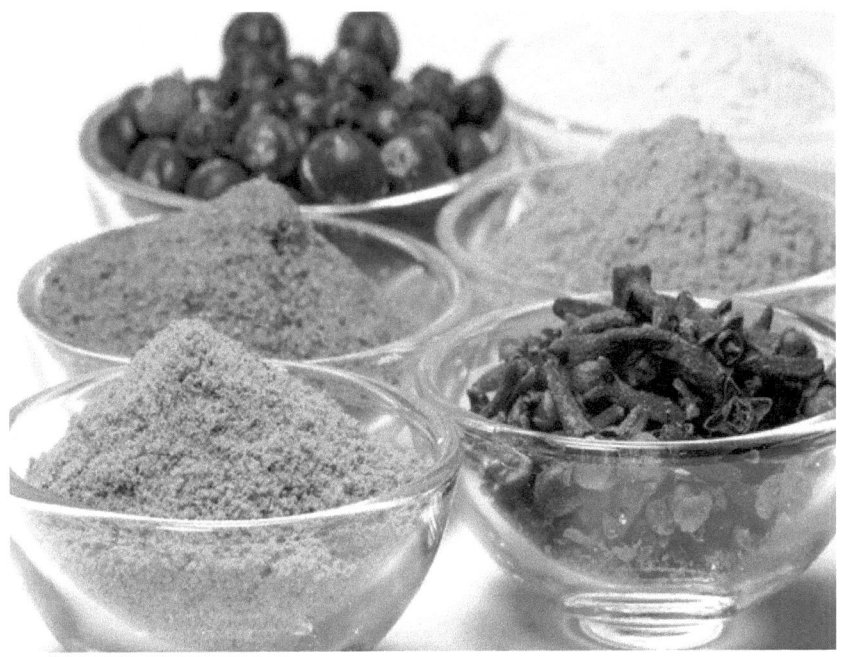

Den Grundzutaten der Milchalternativen geht es wie allen anderen Grundzutaten auch. Erst durch Gewürze entfalten sie ihren Geschmack. Cashewpampe ohne Gewürze - schmeckt eben nach Cashews. Dies ist auch beim Kuhmilch-Käse so. Wenn der nicht gut gewürzt ist, dann schmeckt er fade. Die üblichen Gewürze für Milchalternativen sind:

Salz, Pfeffer, Paprika, Kumin (Kreuzkümmel), Kurkuma, Petersilie, Liebstöckel, Estragon, Cayenne-Pfeffer, etc.

Des Weiteren kommt den Hefeflocken noch eine größere Rolle zu. Sie geben neben Liebstöckel diesen Geschmack, den wir doch inzwischen alle so lieben: Umami. Was das ist? Tja, das ist der Brühegeschmack, auf den wir die vergangenen Jahrzehnte konditioniert wurden. In manchen Kombinationen erreichst Du mit den Hefeflocken eine käsige Geschmacksnote.

Hefeflocken haben einen zwiespältigen Ruf, denn sie sind im Prinzip nichts anderes als Glutamat. In Fertiggerichten wird allerdings meistens künstliches Glutamat (Mononatriumglutamat, etc.) verwendet. Man ist sich nicht ganz klar darüber, ob das natürliche Glutamat der Hefeflocken genauso schädlich ist, wie das künstliche Glutamat der Geschmacksverstärker. Dieser Stoff kann ja heftige Symptome im Körper verursachen, zum Beispiel Kopfschmerzen - was selbstverständlich niemals wissenschaftlich nachgewiesen wurde, aber von vielen Menschen immer und immer wieder beobachtet wird. Und nun streiten sich die Geister, ob auch das natürliche Glutamat so schädlich ist.

Die einen sagen: "Ja! Vorsicht auch bei Hefeflocken." Die anderen sagen: "Neee, das natürliche Glutamat ist für den Körper ganz anders und enthält Vitamin B12, ist also gesund."

Was nun wahr ist? Ich kann es Dir auch nicht beantworten. Meine Beobachtung ist: Während ich bei chemischem Glutamat sofort Kopfschmerzen bekomme, machen mir die Hefeflocken gar nichts aus. Ich hab es ausprobiert. Möglicherweise liegt es auch an der berühmten "Dosis". Ob das so ist, kann ich leider nicht abschließend feststellen. Ich weiß es nicht, weil ich keine Ahnung habe, wie viel Glutamat beispielsweise im Restaurant in die Speise gegeben wird. Ich weiß nur, wie viel ich persönlich beim Kochen verwende - in Maßen.

Hefeflocken sind getrocknete Hefekulturen, die durch das Trocknen inaktiv geworden sind. Die Nährstoffe jedoch sind noch erhalten, unter anderem viele B-Vitamine. Diese bleiben allerdings nur am Leben, wenn Du die Hefeflocken NACH dem Kochen hinein gibst, denn durch allzu große Hitze werden sie zerstört.

Soja

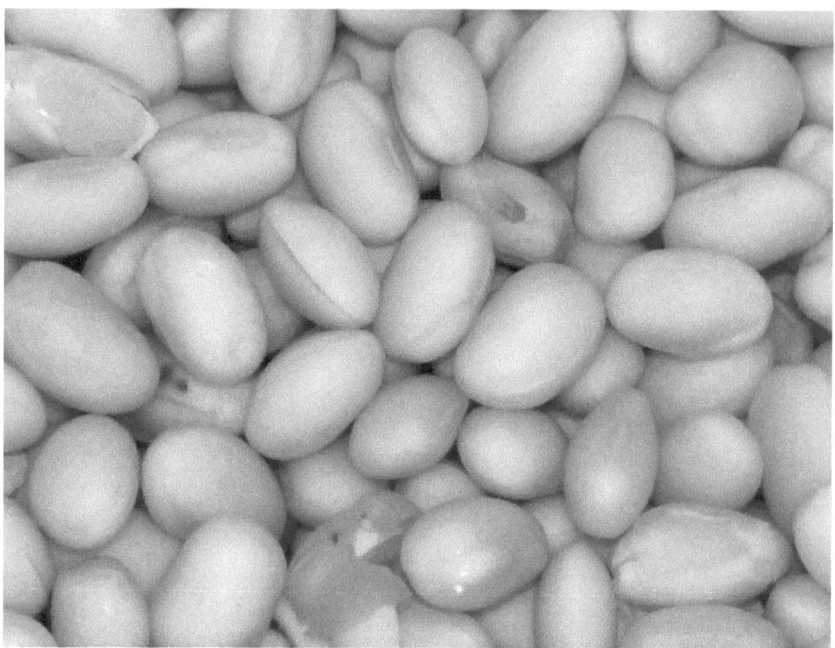

Die Sojabohne ist eine Hülsenfrucht. Soja war lange Zeit DER Geheimtipp für alle möglichen Produkte ohne Tier. Inzwischen wird auch um ihre Wirkung gestritten. Gesund oder ungesund, das ist die Frage.

Weil sie so vielseitig ist, muss sie für viele vegane und vegetarische Gerichte herhalten. Vor allem wird sie verwendet, um die richtige Konsistenz herzustellen. Geschmacklich ist sie unglaublich anpassungsfähig. Sie schmeckt nämlich eigentlich nach gar nichts. Nur durch die Würze wird sie schmackhaft.

Soja ist nicht besonders gut verträglich, heißt es. Lediglich in fermentierter Form soll die Sojabohne gut für unseren Körper sein. Auch hier muss ich gestehen, dass ich das nicht beurteilen kann und will. Aber da sie so häufig in Produkten versteckt ist, verwende ich sie bewusst nur sehr wenig.

Und ich vermeide diese Zutat auch in den Rezepten auf meinem Blog und in diesem Buch. Ich habe für dieses Buch gezielt Gerichte "OHNE" ausgesucht. Die meisten hier vorgeschlagenen Gerichte bestehen aus Getreide, Nüssen und Gemüse.

Der Vollständigkeit halber seien Soja und Tofu jedoch hier erwähnt, denn viele Milchersatzprodukte im Handel basieren darauf, und ebenso oft verlangen einschlägige Rezepte Tofu oder Seidentofu als Hauptzutat.

Milch pur ersetzen

Wer Milch als Getränk ersetzen will, dem stehen im Handel bereits eine ganze Reihe fertiger "Drinks" zur Verfügung. Aus fast jedem Getreide kann man ein milchartiges Getränk herstellen. Alle schmecken verschieden und Du kannst sie statt Milch für alle Anwendungsbereiche verwenden. Welche Ersatz-Milch Du wählst, kommt darauf an, was sie für dich tun soll und welche Variante in Deinen Alltag passt.

Selber machen oder kaufen?

Grundsätzlich kann man Getreide- oder Nussmilch sehr leicht selber machen. Der Aufwand hält sich in Grenzen. Nur gibt es dabei ein großes "Aber": Die selbst gemachte Milch der "einfachen" Rezepturen wird niemals so schmecken wie die gekaufte.

Warum? Weil die Hersteller noch einen weiteren Schritt einbauen, der hausgemachten Rezepturen meistens fehlt, der aber dazu führt, dass die Milch leicht süßlich schmeckt.

Herstellung

Für Pflanzenmilch wird Wasser mit dem Korn, der Nuss oder dem Samen gemixt und danach gefiltert. Das gilt für fertige Drinks genauso wie für selbst gemachte Milch. Die Idee dahinter ist, dass die Inhaltsstoffe der Körner in das Wasser übergehen.

Die Herstellung der selbstgemachten Milch ist meist nach dem Filtern vorbei - ab in den Kühlschrank. Die professionellen Hersteller sind hier allerdings noch lange nicht fertig. Sie kochen das Korn-Wasser-Gemisch erst einmal auf. Und dann wird das Ganze fermentiert. Durch die Fermentierung wird die im Getreide enthaltene Stärke in Zucker verwandelt.

Grundsätzlich geschieht dies durch Mikroorganismen. Diese entwickeln die Enzyme, welche wiederum die Umwandlung in Zucker erledigen. Im Falle der fertigen Getreidedrinks werden meist industriell hergestellte Enzyme zugesetzt. Die Fermentierung ist der Grund, warum gekaufte Milch-Drinks leicht süß schmecken, obwohl auf der Zutatenliste meist kein Zucker angegeben ist. Das muss er auch nicht, denn der Zucker wurde ja nicht zugegeben - ist also keine "Zutat". Deshalb dauert die Herstellung des Milchdrinks wesentlich länger, denn Fermentierung entsteht im besten Fall durch bestimmte Bakterien, die zugegeben werden. Und die lassen sich nun mal nicht hetzen. Die nehmen sich ihre Zeit. Im schlechteren Fall geschieht sie durch den Zusatz von externen Enzymen. Doch auch hier - die Fermentierung ist eine Art Reifungsprozess, der seine Zeit braucht. Die Folge: Ein Rezept für selbstgemachte Pflanzenmilch kommt also ohne zusätzlich Süße nicht aus, sonst schmeckt es absolut fade.

Emulgatoren

Die milchig-cremige Konsistenz erreichen die meisten Hersteller, indem sie etwas Öl zum Emulgieren hinzugeben. Damit das Öl sich nicht wieder absetzt, wird in manchen Fällen Lecithin bemüht. Dieses wird meist aus Sojabohnen hergestellt - oder aus Eiern, was für pflanzliche Milchdrinks allerdings flach fallen dürfte.

Lecithin wird auch in manchen Selfmade-Rezepten empfohlen. Ich halte es für überflüssig. Es hat eigentlich einzig die Funktion, dass sich das Fett nicht mehr von der Flüssigkeit trennt. Wenn man seine Milch vor Gebrauch jeweils kurz durchrührt, ist der Job des Lecithin bereits getan. Willst Du dennoch Lecithin hinzugeben (es wird ja oft ziemlich gelobt als Nervennahrung) dann bitte nimm nur Bio-Qualität. Konventionelles Soja ist meist bereits genmanipuliert.

Am Ende wird die fertige Pflanzenmilch natürlich noch haltbar gemacht - durch Hitze. Und damit hätten wir auch die letzten Nährstoffe vernichtet. Dafür hält sich fertig gekaufte Milch im Vergleich zur selbst gemacht - unglaublich lange.

Fermentierung DIY - lohnt sich das?

Wenn Du Dir die Mühe der Fermentierung machen möchtest, wirst Du mit einer wirklich wohlschmeckenden Getreidemilch belohnt. Es ist möglich, aber aufwendig. Persönlich bin ich zu dem Schluss gekommen, dass der Aufwand des Fermentierens für mich in keinem Verhältnis steht. Entweder ich bereite meine Pflanzenmilch nach den einfachen Rezepten zu oder ich kaufe sie eben im Handel. Es ist mir durchaus bewusst, dass gekaufte Pflanzenmilch wesentlich weniger Nährstoffe hat, als selbst gemachte. Das ist schon allein durch das Haltbarmachen durch Erhitzen eine logische Folge. Allerdings lässt sich das Selbermachen nicht immer in den Alltag einbauen - ein gesunder Mix ist hier wie überall die Lösung.

Die Preise für die Milch-Drinks liegen höher als jene der Kuhmilch. Du zahlst für eine Pflanzenmilch zwischen 1,10 und 4 Euro - je nachdem, welchen Drink und welchen Hersteller Du wählst.

Die verwendeten Getreidearten enthalten vor allem Kohlenhydrate. Eiweiß oder Mineralstoffe enthalten sie meist ein bisschen weniger als die Kuhmilch. Macht aber nichts, denn diese bekommst Du - ebenso wie Kalzium - nicht nur durch Deinen "Milch"-Verzehr, sondern auch über andere Quellen. Grünes Gemüse ist zum Beispiel ein wirklich guter Ersatz-Lieferant für Mineralstoffe.

Pflanzenmilch im Überblick

Reismilch

Reismilch schmeckt von Haus aus leicht süßlich und ist mit einem Anteil von etwa 1,1 % die fettärmste unter den Milch-Alternativen. Nach der Mandelmilch ist sie die am längsten bekannte Getreidemilch. Für den Kaffee nehme ich lieber eine andere Pflanzenmilch, aber zum Kochen eignet sie sich hervorragend. Vor allem in Kombination mit Banane finde ich sie klasse. Die Banane macht Mixdrinks oder Cremes oft recht zähflüssig. Die vergleichsweise dünnflüssige Reismilch gleicht das wieder aus. Ein perfektes Team. :)

Außerdem ist Reismilch die erste Wahl für Allergiker, weil sie glutenfrei, laktosefrei (eh klar) und cholesterinarm ist.

Es gibt sie fertig im Handel. Man darf dann allerdings gut aufpassen, dass man nicht allerlei "Zusatzvitamine" mit dazu kauft. Oft werden nämlich Kalzium oder sonstige Dinge mit in den Drink gemischt.

Du kannst Reismilch sehr leicht selber machen. Dazu verwendest Du normalerweise das gekochte Korn, da dies bekömmlicher ist. Das bedeutet nur schon wieder etwas mehr Aufwand. Eine gute Lösung, um diesen zu minimieren, sind Reisflocken. Diese sind vorgegart, geflockt und getrocknet - und sie lassen sich direkt mit Wasser zu Milch verarbeiten.

Hafermilch

Dies ist eine meiner Lieblingsalternativen. Sie ist nicht so dünnflüssig wie Reismilch und ich empfinde sie im Vergleich zu Hanfmilch oder Kokosmilch als recht geschmacksneutral. Hafermilch hat einen Fettanteil von etwa 1,4 Prozent. Da Hafer ein sehr wertvolles Getreide ist, ist sie ziemlich gesund.

Sie selbst zu machen ist eine rechte Sauerei, weil der Hafer schleimt. Obwohl ich meine Lebensmittel wirklich gerne selber herstelle, die Hafermilch mag ich so gar nicht selbst herstellen. Deshalb kaufe ich sie meist fertig im Laden. Sie ist neben Dinkelmilch für mich der ideale Kaffeeweißer.

Dinkelmilch

Dinkel - das "Wunderkorn". Ich mag ihn wirklich gern und auch als Milchersatz macht er sich gut. Seine Milch ist etwas sämiger als die Hafer- und die Reismilch. Der Fettanteil liegt bei 1,5 Prozent.

Am Dinkel scheiden sich die Geister. Die einen loben ihn in den Himmel und die anderen zeigen sich ihm gegenüber sehr verhalten. Er hat nicht herausragend viele Nährstoffe und ist wohl auch nicht glutenfrei.

Für mich ist Dinkel das Korn der "Mitte": Er schleimt nicht so wie Hafer, hat einen angenehmeren Geschmack als Soja, er wird bei uns angebaut und liegt preislich zwischen Reis und Mandelmilch. Gibt man ihm die Zeit zum Keimen, dann gehen auch die Nährstoffe der Keimlinge in die Milch über. Mit anderen Worten: Er ist von allem genug. ;)

Übrigens: Falls Du Gluten nicht verträgst, ist die Dinkelmilch nichts für Dich. Dann greife lieber auf den Reisdrink zurück.

Dinkelmilch eignet sich wie gesagt als Kaffeeweißer sowie zum Kochen und zum Backen wunderbar.

Lupinenmilch

Ich liebe die Lupine, allerdings nicht als Milchalternative. Als Milchdrink finde ich sie eher deplatziert, denn sie hat einen eigensinnigen Geschmack. Das Talent der Lupine zeigt sich eher als Fleischersatz.

Lupinenmilch gibt es hin und wieder im Handel, ist aber vergleichsweise schwer zu finden. Für einen Liter Lupinenmilch zahlst Du zwischen zwei und fünf Euro. Das Schrot oder das Mehl, das man zum Selbermachen braucht, hat ebenfalls seinen Preis. Die Produkte, die ich gesichtet habe, schlagen mit über 10 Euro für das Kilo zu Buche. Auch die Lupine ist übrigens eine Hülsenfrucht, im Gegensatz zur Sojabohne jedoch eine alte europäische Kulturpflanze. Je nach Art blüht sie blau, weiß oder gelb.

Sie ist eine hochwertige Eiweißquelle, liefert Eisen, Magnesium, Kalzium und Kalium und wir könnten sie wirklich für viele Dinge verwenden - wenn sie denn angebaut würde. Leider geht der Anbau hier in Deutschland in den vergangenen Jahren sogar zurück, was unter anderem daran liegt, dass die Lupine wohl recht anspruchsvoll ist, sodass sich der Anbau für die Landwirtschaft wohl nicht lohnt.

Im Vergleich zu Reis, Dinkel und Hafermilch hat die Lupine einen recht hohen Fettgehalt. Er liegt zwischen 4 und 7 Prozent. Die Milchdrinks aus ihr haben allerdings nur mehr etwa 0,4 Prozent Fettanteil, was eine heftige Verarbeitungsprozedur vermuten lässt.

Lupinenmilch selbst zu machen ist noch aufwendiger als Dinkelmilch, denn die Lupine gibt ihre Nährstoffe nicht so einfach her. Du musst sie erst 24 Stunden einweichen, dann kochen und dann erst kannst Du eine Milch daraus machen. Daraus folgt: Lupine ist toll. Als Milchalternative taugt sie allerdings derzeit wenig bis gar nicht.

Hanfmilch

Hanfmilch ist leider, leider, leider ebenfalls nicht sehr weit verbreitet. Das liegt daran, dass Hanf zwar eine wunderbare Pflanze ist, die viele Dinge kann - zum Beispiel heilen, das Material für Textilien, Baustellen oder Papier liefern.

Der Hanf ist aber auch die "böse, böse" Rauschpflanze, die heimlich illegal von dubiosen Halbstarken angebaut und geraucht wird. Der Anbau ist hierzulande verboten, aber es gibt Industriehanf, der durchaus vertrieben, bezogen und konsumiert werden darf. Er hat den halluzinogenen Stoff nicht in sich - THC.

Hanfmilch wird aus den Samen hergestellt, die botanisch gesehen zu den Nüssen gehören und die leider echt teuer sind. 150 Gramm kosten um die acht Euro. Für eine anständige Menge Hanfmilch braucht man in etwa 200 Gramm Hanfsamen.

Also lohnt es sich absolut nicht, Hanfmilch selber zu machen. Dementsprechend teuer ist auch die fertige Hanfmilch. Der Liter schlägt mit rund sieben Euro zu Buche - keine Alternative für den alltäglichen Gebrauch also.

Mandelmilch

Die Mandelmilch ist ohne Zweifel die beliebteste Pflanzenmilch. Es gibt sie schon ewig: Bereits die Menschen im Mittelalter wussten Mandelmilch zu schätzen. Der Mandeldrink ist mit 3,5 Prozent Fett pro 100 g eine der "fettreichsten" Milch-Alternativen. Kuh-Vollmilch im Handel hat übrigens ebenfalls 3,5 Prozent Fettgehalt.

Mandelmilch hat damit durchaus das Zeug dazu, ein Schümli auf den Kaffee zu zaubern. Im Handel kostet ein Liter Mandel-Drink etwa drei Euro.

Durch ihren Eigengeschmack eignen sich die Mandeln nicht für jedes Einsatzgebiet. Ihre Stärke sind vor allem die Süßspeisen. Es gibt aber zum Beispiel auch wunderbare Rezepte für Fake-Joghurt oder Schmand mit Mandeln.

Nussmilch

Man kann aus so gut wie jeder Nuss eine Milch herstellen. Und jede schmeckt auf ihre Art und Weise legendär. Die Drinks bereichern den Speisezettel ungemein. Wenn Du auf diese aromatisierten Kaffeedrinks stehst, kannst Du Dir mit Nussmilch Deine "Frei-Haus-Nuss-Macchiato" selber machen - ohne Aroma- und E-Stoffe.

Kokosmilch

Der Kokosdrink ist ein "Ganz-viel-Könner". Er hat eine Sonderstellung, denn er darf sich auch KokosMILCH nennen. Ansonsten ist dieses Privileg ausschließlich für die Kuhmilch reserviert.

Die Kokosmilch ist so fetthaltig, dass man sogar Schlagsahne aus ihr machen kann. Außerdem eignet sie sich für Joghurt, für Cremes und Kuchen aller Art. Kokosmilch selber zu machen ist leicht. Dazu reichen auch Kokosraspeln. Wasser dazu, pürieren und filtern. Im Handel bekommt man sie meist in der Dose oder im Tetrapack.

Hirsemilch

Es ist möglich, aus Hirse eine Milchalternative herzustellen. Es gibt auch einige Firmen, die Hirsemilch anbieten, allerdings zu horrenden Preisen. Als Trinkalternative hat mich Hirsemilch nicht überzeugt. Der Eigengeschmack ist mir zu intensiv.

Aber sie ist lecker, wenn man sie weiterverarbeitet - zu Pudding oder Creme. Das funktioniert ganz gut. Die Herstellung von Hirsemilch funktioniert genauso wie bei den anderen Getreidearten - Wasser, gekochte Hirse, mixen und filtern.

Sojamilch

Geht man nach den Nährwertangaben auf den Verpackungen von Sojamilch, dann hat diese Milch einen Fettgehalt von etwa zwei Prozent. Warum sie immer als fettreichste Milch bezeichnet wird, ist mir schleierhaft. Die Mandelmilch bringt mit 3,5 Prozent wesentlich mehr Fett mit.

Ich gebe es zu: Ich mag sie nicht besonders. Soja, Tofu, Seidentofu - sie alle haben für mich einen unangenehmen Geschmack in ihrer ungewürzten Form. Warum kann ich gar nicht sagen, denn eigentlich schmeckt Soja und Tofu ja nach nichts - dennoch ... ich mag es nicht.

Inzwischen werden viele tierfreie Alternativen mit Soja herge-stellt. Sojadrink, Soja Cuisine, Soja Joghurt ... Egal ob Soja an sich gesund ist oder nicht (das wird ja heftigst diskutiert) - wer sich ohne tierische Produkte ernährt, muss schon sehr wach-sam sein, wenn er nicht in Soja ersaufen will. Wenn ich kilo-weise Soja in mich reinschaufle, brauche ich nicht mehr dar-über nachdenken, ob es gesund ist oder nicht. Die Dosis macht das Gift. Das ist bei Soja nicht anders als bei Chips oder Steak.

Dabei muss die Soja-Monokultur im Kühlschrank gar nicht sein. Es gibt so viele Alternativen mit anderen Zutaten und alle funktionieren wunderbar. Nur eine Sache kann Soja einfach am besten: Aufschäumen. Keine andere Milch ist so begabt darin, ein "Milch"-Häubchen auf den Kaffee zu zaubern.

Sahne ersetzen

Sahne erscheint im Wesentlichen in vier Outfits: flüssig oder steif, süß oder sauer. Hier gilt im Allgemeinen dasselbe wie für Kuhmilch.

Der Handel bietet mittlerweile eine große Auswahl an Getreide- oder Nuss-Sahne an - und Du musst nicht unbedingt in den Biomarkt dazu gehen.

Leider werden auch bei Sahne die Kuhmilch-Lobbyisten gestreichelt. Denn es gilt: Die Begriffe der Kuhmilch-Erzeugnisse sind geschützt. Du wirst also niemals auf einem Produkt die Bezeichnung "Hafersahne" lesen. Vegane Sahne wird als "Cuisine" oder "Creme" bezeichnet. Lass Dich dadurch nicht verwirren, die Beschaffenheit und Funktionsweise dieser Cremes ist ähnlich der Kuhsahne und sie werden auch genauso verwendet wie sie.

Flüssige Sahne

Planzensahne kann man aber ebenso leicht und schnell zubereiten wie Pflanzenmilch. Und man kann sie einfrieren - mit anderen Worten: Du kannst sie auf Vorrat produzieren. Ich habe immer einige Eiswürfel-Kästchen mit Hafersahne im Gefrierschrank: praktisch zu portionieren und allzeit verfügbar. Sie immer frisch vorzuhalten, das bekomme ich nicht auf die Reihe, denn sie hält sich nur ähnlich lange wie frische Kuhsahne - so zwei bis drei Tage. Die gekauften Produkte sind haltbarer, sie bleiben geöffnet im Kühlschrank etwa fünf Tage verwendbar.

Sojacreme ist wohl das gängigste Ersatzprodukt. Mein Favorit ist jedoch die Hafercuisine. Sie funktioniert wunderbar, hat kaum Eigengeschmack und ist gesundheitlich neutral. Darüber hinaus gibt es zum Beispiel noch Reis-Cuisine, Mandel-, Kokos- oder Dinkelcreme..

Schlagsahne

Auch hier gibt es mittlerweile eine ganze Reihe von Fertigprodukten. Sie werden meist unter der Bezeichnung "Sprühcreme" verkauft und stehen wie ihre Kollegen aus der Kuhmilchfraktion in Aludosen mit Sprühverschluss im Regal der Supermärkte. Die Krux bei diesen Fertigprodukten ist, dass sie oft Palmöl enthalten.

Außerdem bekommt man mit der fertigen Sprühsahne Treibgas mitgeliefert. Das ist wichtig, damit die Sprühsahne sprüht. Und noch andere "leckere" Zutaten kann man entdecken, wenn man genauer hinschaut. Emulgatoren zum Beispiel. In einem gerne gekauften Produkt sind beispielsweise folgende Emulgatoren enthalten: E471, E435, E481 und E433. Zumindest zwei davon sind fragwürdig. E 435 und E433 sind sogenannte Polysorbate - synthetisch hergestellte Verbindungen aus Sorbit und Fettsäuren. Diese Zusatzstoffe sind auch in vielen Backwaren enthalten, da sie auch hervorragend stabilisieren. Sie sind nicht ganz unbedenklich.

Wie immer: Die Dosis macht das Gift. Denn zu viel Polysorbate begünstigt die Aufnahme von fettlöslichen Schadstoffen und beeinträchtigt die Verstoffwechselung anderer Stoffe. Deshalb dürfen Polysorbate auch nur in begrenzten Mengen und nur bestimmten Produkten zugesetzt werden. Und genau hier kommt der Knackpunkt.

Polysorbate dürfen in Backfetten, Speiseeis, Diätlebensmitteln, Desserts, Kuchen, Keksen, Blätterteiggebäck, Soßen, Suppen, Kaugummis oder eben in Milch- und Sahneersatzprodukten enthalten sein. Nimmt man alles zusammen, ist es ratsam diesen Stoff soweit wie möglich zu meiden, denn wir bekommen ihn eh mit viel zu vielen Nahrungsmitteln frei Haus.

Da liegt es nahe, die pflanzliche Schlagsahne komplett selber herzustellen. Da funktioniert leider aufgrund ihres geringen Fettanteils nur mit Soja- oder Kokosmilch. Für die meisten Rezepte wird sowieso ein "Sahnesteif" empfohlen.

Aber auch mit dem fertigen "Sahnesteif" ist das so eine Sache. Bitte lies die Zutatenliste genau, bevor Du Dich für ein Pulver aus dem Handel entscheidest. Im Prinzip besteht es aus modifizierter Stärke - im besten Fall. In manchen Fällen wird aber auch Gelatine verwendet. In einigen Produkten sind darüber hinaus Calciumphosphate enthalten, auch als E 341 gelistet. Warum das nicht soooo gut ist? Ganz einfach: E 341 wird im Sahnesteif als Antiklumpmittel eingesetzt. Ansonsten ist auch ein außerordentlich effektives Schädlingsbekämpfungsmittel.

Natürlich gibt es auch andere Sahnesteif-Produkte. Sie enthalten Zutaten wie Maisstärke, Kartoffelstärke oder Puderzucker und sie funktionieren genauso gut. Es lohnt sich also die Zutatenliste genau zu studieren, wenn man Sahnesteif kauft. Noch besser ist es, die Schlagsahne inklusive Sahnesteif komplett selbst zu machen! Es gibt einige gute und einfache Rezepte, die vollkommen ohne Milch und Schädlingsbekämpfungsmittel auskommen. :)

Saure Sahne, Schmand, Creme Fraîche und Topfen

Es war schwierig für mich, auf Creme Fraîche und saure Sahne zu verzichten. Ich liebe sie so sehr als Dip und ich bin zickig, wenn es darum geht, wie mein Dip schmeckt. Ich habe lange gesucht und probiert. Inzwischen steht in unserem Kühlschrank eigentlich immer ein Glas bereit - und zwar ohne Milch.

In diesem Fall sind es wieder die Cashewkerne oder die Mandeln, die das optimale Ergebnis gebracht haben. Das Basis-Rezept für die Creme ist einfach und lässt sich mit Gewürzen immer wieder variieren.

Je nachdem wie Du die Anteile von Wasser und Nüssen veränderst, bekommst Du die diversen Spielarten der sauren Sahne - Schmand, Topfen und so weiter. Du kannst sie auch weiterverwenden zum Backen oder zum Kochen. Sie eignen sich hervorragend dafür.

Butter ersetzen

Butter verwenden wir meist zum Backen und als Brotaufstrich. Als Alternative hat sich inzwischen die Margarine eingebürgert.

Sieht man sich die Margarine einmal genauer an, dann stellt man sehr schnell fest, dass sie eigentlich gar keine Alternative für Kuhbutter ist. Denn in Margarine sind durchaus Milchbestandteile enthalten. In einer bekannten Pflanzenmargarine beispielsweise ist Süßmolke enthalten. Molke ist ein Abfallprodukt der Käseherstellung. Du darfst also unbedingt die Zutenliste lesen, wenn Du sicherstellen willst, dass Du Pflanzenmargarine OHNE Milch in Deinem Einkaufswagen hast. Es gibt durchaus Produkte, die KEINE tierischen Bestandteile beinhalten. Du musst sie nur aufspüren.

Wenn Du Dich entschließt, Margarine zu verwenden, ist es leicht, damit die Butter zu ersetzen. Du kannst alles auch mit ihr zubereiten ohne große Abstriche bei Geschmack oder Konsistenz. Von der Funktionsweise her gesehen, eignet sie sich zum Backen oder Kochen ebenso wie als Brotaufstrich.

Warum Margarine dennoch keine Alternative für Butter sein kann

Die ursprüngliche Zusammensetzung der Margarine war: Pottasche, Schweinefett und Wasser. Später wurden Rinderfett, Milch, Wasser und gehackter Schafmagen zusammengemischt und mittels Hitze, Lauge und Druck zu einer Schmierpaste verarbeitet. Damals ging es allerdings auch noch nicht um Kunden, die Margarine als "gesunden" Ersatz für Butter kauften.

Die Margarine war damals die Butter für Arme. Wer sich Kuhbutter nicht leisten konnte, der aß Margarine - also genauer gesagt, die Abfälle der Fleischindustrie. Pflanzliche Öle kamen bei der Margarine-Herstellung erst zum Zug, als die Lebensmittelchemiker ein Verfahren entdeckten, flüssiges Öl industriell zu härten. Dies geschah mittels Metallkatalysatoren wie Nickel, Kobalt oder Eisen. Später dann mittels Wasserstoff.

Heute werden in erster Linie Pflanzenöle für die Margarine verwendet - Rapsöl, Sojaöl oder Sonnenblumenöl. Das ist eigentlich erst einmal cool, denn in ihrer ursprünglichen Form sind diese reich an mehrfach ungesättigten Fettsäuren, was ja bekanntermaßen gut für unsere Gesundheit sein soll. Leider werden durch das Herstellungsverfahren die wertvollen Inhaltsstoffe zerstört. Öle müssen, damit sie fest werden, die so genannte "Fetthärtung" durchlaufen. Und das geschieht, indem die ungesättigten Fettsäuren mittels eines Katalysators gesättigt werden. Die Grundstoffe der Margarine können also noch so viele gesunde Öle enthalten - damit die Margarine streichfähig wird und nicht davon fließt, müssen die Nährstoffe daran glauben. Noch bedenklicher sind wohl die "Trans-Fettsäuren", die entstehen, wenn die Härtung nicht komplett durchgeführt wird. Trans-Fettsäuren sind Nebenprodukte dieses Prozesses und werden für zahlreiche Krankheiten verantwortlich gemacht.

Noch ein wichtiges Gegenargument: Bei Margarine kommt Palmfett zum Einsatz, denn dieses gehört zu den festen Fetten, was die Streichfähigkeit des Endproduktes verbessert. Die gelbliche Farbe der Margarine wird durch die Zugabe von Beta Carotin erreicht, das auch der Kuhbutter die Farbe gibt.

Was gibt es außer Margarine noch?

Zum Glück ist Margarine nicht unsere einzige Option, die Butter zu ersetzen. Einer der wichtigsten Butter-Jobs ist ja der als

Brot-Aufstrich. Wenn wir einmal hinterfragen, was Butter und Margarine als Aufstrich für uns tun sollen, zeigen sich schnell einige wichtige Eigenschaften, die sie erfüllen müssen. Sie sollen geschmacksneutral und streichfähig sein, und sie sollen den Belag daran hindern in die Brotunterlage einzusickern, nicht wahr? Genau für diese Jobs gibt es gute Alternativen - und zwar gleich mehrere.

Bei Marmeladebroten ist beispielsweise Kokosöl eine gute Alternative, denn dieses Öl bleibt auch bei Zimmertemperatur noch streichfähig und es schmeckt erstaunlich wenig nach Kokos.

Eine meiner liebsten Alternativen aufs Brot für pikante Beläge war lange Zeit tiefgekühltes Olivenöl. Bei niedrigen Temperaturen ist auch Olivenöl streichfähig. Um auf belegten Broten (meist mit irgendeinem Gemüse belegt) eine cremige Unterlage zu erreichen, hole ich mein Olivenöldöschen aus dem Tiefkühlfach und streiche es aufs Brot. Ein bisschen Salz darauf, Gemüse drauf, mit ein paar Kräutern garniert - schmeckt himmlisch. Der Nachteil ist, dass es sich so ruckzuck wieder verflüssigt, wenn er nicht mehr tiefgefroren ist, und dass kalt gepresstes Olivenöl einen Eigengeschmack hat.

Die Lösung ist, das Öl mit Kakaobutter zu mischen. Eine Anleitung, wie Du das genau machst, findest Du in den Rezepten. Diese Paste ist wunderbar streichfähig - und kann im Kühlschrank lange aufbewahrt werden.

Bleibt noch die Frage nach der Geschmacksneutralität. Meist werden ja Rapsöl oder Sonnenblumenöl als geschmacksneutrale Ölarten geführt. Zumindest bei kalt gepressten Ölen kann ich das so nicht bestätigen. Ich finde, man schmeckt ihren Geschmack deutlich heraus. Tja, kalt gepresstes Öl ist zwar gesünder, dafür schmeckt man "gemeinerweise" seine Nährstoffe.

Bei raffinierten Ölen sieht die Sache anders aus. Sie sind in der Tat meist ohne Geschmack. Kein Wunder, es ist ja nichts mehr drin, was schmecken könnte. Für einige Anwendungsbereiche kann dies allerdings auch von Vorteil sein, wenn man sich bewusst dafür entscheidet. Für die Butter-Alternative aufs Brot zum Beispiel.

Dennoch solltest Du wissen, dass mit dem Geschmack auch alle Nährstoffe über den Jordan geschickt wurden. Und noch mehr - der Verdacht liegt nahe, dass raffinierte Öle die gefürchteten Trans-Fette in sich haben, die nicht gerade gut für unseren Körper sind.

Kleiner Tipp: Probier doch einmal etwas anderes aus statt Butter oder Margarine unter den Brotbelag. Für pikante Sandwiches kannst Du mit pflanzlichen Aufstrichen ganz neue Geschmackskreationen ausprobieren, beispielsweise einen Kichererbsen- oder Bohnenaufstrich. Im Handel gibt es mittlerweile eine reichhaltige Auswahl an verschiedenen vegetarischen Streichpasten.

Man kann sie auch leicht selber zubereiten, aber die aus dem Handel sind durchaus zu empfehlen. Aber lies bitte die Zutatenliste vor dem Kauf, ob der Aufstrich nicht doch Laktose oder Molke enthält. Oder Geschmacksverstärker, oder Palmöl - und das ist einfach nicht nötig. Ein Aufstrich kann auch ohne Palmöl wunderbar cremig, ohne Glutamat pikant und würzig sein.

Backöle mit Buttergeschmack als Double

In Koch- oder Back-Rezepten ist die Butter für den Fettanteil zuständig. Ich ersetze die Butter meist durch einfaches Pflan-

zenöl. Was dabei natürlich fehlt, ist der typische Buttergeschmack.

Wenn Du darauf nicht verzichten willst, so haben die Hersteller
dafür bereits eine Lösung gefunden. Es gibt inzwischen im
Handel Backöle mit Buttergeschmack. Das Albaöl zum Beispiel
kommt aus Schweden und ist eine aromatisierte Rapsölzube-
reitung mit Buttergeschmack. Du bekommst es in großen
Supermärkten oder online.

Das Problem beim Kochen mit Öl ist die Hitze. Dieses Problem
besteht allerdings auch beim Kochen mit tierischen Fetten. Genau deshalb gibt es ja auch das Butterschmalz. Öl und Fett
verbrennen sehr schnell.

Der Punkt, an dem ein Öl oder Fett verbrennt, wird Rauchpunkt genannt. Der Name ist treffend, denn sobald der Rauchpunkt erreicht wird, fängt es an in der Pfanne zu rauchen - und
die gefährlichen Transfette bilden sich.

Im Supermarkt findest Du spezielle Backöle, die einen relativ
hohen Rauchpunkt haben. Dabei solltest Du allerdings beachten, dass es sich bei Backölen oder Butterölen um raffinierte
Öle handelt.

Joghurt ersetzen

Im Handel wirst Du vor allem Kokos- und Soja-Joghurt. Diese Produkte sind Geschmackssache. Meines Erachtens schmecken sie nicht unbedingt wie Joghurt. Probier sie aus und entscheide selbst.

Bei Joghurt bin ich absoluter Selfmade-Fan und ich bin eine Ketzerin. Ich bevorzuge die Expressvariante - ohne Joghurtbereiter und Fermentierung. Dann habe ich halt die Milchsäurebakterien nicht drin, die durch Zugabe der Starterkulturen auch bei Pflanzenmilch ihren Dienst tun.

Stimmt. Milchsäurebakterien tun unserem Darm ausgesprochen gut. Allerdings gibt es auch andere Lieferanten für Milchsäurebakterien als Joghurt - rohes Sauerkraut zum Beispiel. Du kannst so gut wie jedes Gemüse fermentieren und dadurch in den Genuss der Milchsäurebakterien kommen. Joghurt - pflanzlichen oder tierischen Ursprungs - ist dafür nicht notwendig. Bei uns hat der Joghurt also in erster Linie eine Funktion: Er soll schmecken und unser Müsli bereichern. Wenn Du dennoch fermentierten Pflanzenjoghurt haben möchtest, kannst Du auch das ganz leicht selber machen.

Pflanzen-Joghurt mit Fermentierung

Joghurt ist also nichts anderes als fermentierte Milch - in unserem Fall fermentierte Pflanzenmilch, wenn Du Joghurtstarter verwendest. Mit Soja- oder Kokosmilch geht die Fermentierung am einfachsten, denn beide haben die Eigenschaft, sich durch die Milchsäurebakterien von selbst zu verdicken.

Du brauchst zur Herstellung Deines eigenen fermentierten Joghurts einen "Joghurtbereiter". Die gibt es mit oder ohne Strom und kosten ab 20 Euro aufwärts. In diesen Dingern soll der Joghurt reifen. Und dann brauchst Du eine Starterkultur. Diese gibt es ebenfalls abgepackt im Handel. Später kannst Du auch einen Deiner fertigen Joghurts als Starter verwenden. Da die Milchsäurebakterien lebende Wesen sind, brauchen sie ihre Zeit. Es dauert in der Regel 8 bis 10 Stunden, bis sie aus dem Gemisch einen Joghurt gemacht haben.

Man kann das Ganze auch im Backofen machen - aber das ist schwierig. Denn die Milchsäurebakterien (die ja das Wertvolle für die Darmflora sind) sterben über 38 Grad ab. Dann kannst Du Dir den ganzen Terz sparen. Auch im Backofen benötigt Dein Joghurt bis zu 10 Stunden Zeit für die Reifung.

Pflanzen-Joghurt ohne Fermentierung - Agar-Agar

Falls Du Sojamilch und Starterkulturen vermeiden willst, hilft Dir Agar-Agar weiter - ein Verdickungsmittel, das aus Algen hergestellt wird. Auch das ist möglich. Mit Agar-Agar kannst Du jede beliebige Pflanzenmilch verwenden.

Allerdings schmeckt man es im Joghurt sehr deutlich heraus, wie ich finde. Deshalb hat auch diese Variante in unserem Kühlschrank kein Dauerplätzchen bekommen. Aber das ist Ansichtssache. Es gibt so viele Meinungen wie es Gaumen gibt. Bitte probiere es aus und entscheide.

Pflanzen-Joghurt mit Flohsamenschalen

Eine andere Herstellungsweise, die unter der Bezeichnung "Joghurt" durch das Netz geschickt wird, verwendet Flohsamen. Als ich dieses Rezept das erste Mal entdeckte, habe ich jubiliert. Das Fermentieren ist ja nicht so mein Ding und es ging mir auf den Zeiger, noch ein weiteres Gerät herumstehen zu haben.

Der ersten zwei Versuche waren allerdings herbe Enttäuschungen. Ich habe es mit Dinkelmilch versucht, dann mit Hafermilch. Beides war furchtbar. Eine dünne glibberige Masse, die absolut nichts mit Joghurt zu tun hatte. Dann habe ich Kokos ausprobiert. Bingo!

Mit Kokos war das Ergebnis absolut lecker. In diesem Fall brauchst Du keine Kokosmilch, sondern Kokosmus! Die Konsistenz und der Geschmack kommen sehr nah an Joghurt heran, finde ich. Mit Früchten vermischt ist dieser Joghurt inzwischen meine liebste Zwischenmahlzeit.

Falls Du Kokos nicht magst - Mandeln oder Mandelsahne funktionieren auch wunderbar. Wichtig ist, dass Du auf eine intensivere, festere Konsistenz der Grundzutat achtest. Dann bekommst Du einen wirklich leckeren Joghurt-Ersatz.

Kochen und Backen ohne Kuhmilch

Milch, Butter und Käse beim Kochen zu ersetzen, ist in den meisten Fällen Gewohnheitssache. Die Frage ist: Wofür verwenden wir Milch denn in der gutbürgerlichen Küche? Sie soll entweder aufhellen, binden oder sämiger machen. Das Fett der Sahne ist darüber hinaus auch noch Geschmacksträger und -verstärker.

Es gibt eine Reihe von typischen Milchrezepten, von denen man denkt, man könne sie nicht ohne Milch zubereiten. Stimmt nicht. Es funktioniert wunderbar. Ich habe bislang kein Rezept gefunden, das nicht auch mit Milchersatz funktioniert hätte. Bei Käse wird das schon ein wenig schwieriger, das gebe ich zu. Dies jedoch ist eine andere Geschichte beziehungsweise ein anderes Buch.

1 zu 1 - einfacher geht´s nicht

Oft kommt es ja vor, dass wir ein Rezept mit Milch oder Butter nachkochen wollen. Die Faustregel beim Ersetzen von Milch kannst Du Dir leicht merken: 100 ml Milch werden durch 100 ml Pflanzenmilch ersetzt. Dasselbe Mengenverhältnis gilt für Sahne und Joghurt.

Lediglich bei Butter gilt es, etwas zu beachten. Meist wird Butter ja als Fettlieferant in den Rezepten verwendet. Du kannst sie natürlich 1 zu 1 durch Margarine ersetzen oder - wenn Du Margarine nicht nehmen willst - durch Pflanzenöle.

Bei Butter gilt - 1 zu 3/4

Wenn in einem Rezept zum Beispiel 100 Gramm Butter verlangt werden, nimm erst einmal 75 **Gramm** Öl. Damit liegst Du niemals komplett daneben. Nun kannst Du sehen, ob Du eventuell noch ein bisschen dazugeben solltest - je nach gewünschter Beschaffenheit. Bitte beachte: Hier wird das Öl in Gramm gemessen, nicht in ml. Das ist wichtig, denn 75 Gramm Öl ergeben eine andere Menge als 75 ml.

Wenn ein Backrezept nicht viel Fett verlangt, und die Butter eigentlich eher zum Bräunen des Kuchens engagiert wird, kannst Du auch Bananenmus statt Butter nehmen. Auch hier gilt wieder: 1 zu 3/4 - wenn also 100 Gramm Butter angegeben sind, dann nimm 75 Gramm Bananenmus.

Für dunklen Kuchenteig und Keksrezepte eignet sich auch Pflaumenmus als Butter-Ersatz - wieder im Verhältnis 1 zu 3/4. Allerdings gebe ich hier immer noch 1/4 Wasser mit hinzu.

Beispiel: 100 g Butter ersetzt Du mit 75 g Pflaumenmus und 25 **g** Wasser.

Rezepte

Im Folgenden habe ich Dir einige Grundrezepte zusammengestellt. Es gibt ja eine unglaubliche Fülle an Rezeptvorschlägen
im Netz und in den Büchern. Die Quintessenz der Rezepteflut
siehst Du hier. Ich habe sie alle selbst ausprobiert und so ab-
gewandelt, wie sie für uns im Alltag funktionieren.

Und ich bitte Dich, dies ebenso zu tun. Jedes dieser Rezepte ist
wandelbar - mehr Salz, weniger Zucker, ein anderes Mischver-
hältnis der Zutaten. Experimentiere und verändere es, wenn
etwas für Dich nicht passt. Ich habe jedem Rezept einige Tipps
angefügt, in denen ich Dir die Funktion der einzelnen Zutaten
erkläre. So weißt Du, WAS Du verändern kannst, wenn Du ein
bestimmtes Ergebnis erzielen willst. Sieh es als spannende
Entdeckungsreise in eine neue Ernährungswelt. Nur so kann
Deine Umstellung dauerhaft gelingen.

Zutaten

Alle Zutaten bekommst Du ohne Probleme im Handel. Ich rate
zwar prinzipiell von Zutaten ab, die konventionell hergestellt
wurden, aber das ist nur meine persönliche Überzeugung. Der
Grund: Wenn ich schon etwas selbst herstelle, etwa um meiner Gesundheit etwas Gutes zu tun, dann muss auch das Material stimmen. Es bringt mir nichts, wenn ich Milch vermeide,
weil sie meinem Körper nicht gut tut, dann aber zum Beispiel
Billigreis verwende, der möglicherweise mit Arsenrückständen
oder Pestiziden belastet ist. Klar, wir können uns heutzutage
auch bei Bio-Produkten nicht sicher sein. Dennoch gibt es bei
diesen Produkten einige gesetzliche Richtlinien, die - wenn sie
eingehalten werden - für die Qualität der Produkte sprechen.

Werkzeug

Natürlich ist es klasse, wenn Du hochkarätiges Werkzeug zur Verfügung hast. Im Großen und Ganzen brauchst Du für die Zubereitung der Milch-Alternativen nur das gängige Hand-werkszeug, das Du wahrscheinlich eh bereits in Deiner Küche hast. Damit Du einen besseren Überblick bekommst, gibt es hier vorab schon mal eine Liste:

- **Mixer:** Du brauchst keinen Hochleistungsmixer für tausend Euro, auch wenn das immer wieder empfohlen wird. Die meisten handelsüblichen Mixer erzielen ziemlich gute Re-sultate. Sie brauchen zwar vielleicht ein paar Minuten län-ger als die Luxusklasse, aber alle Rezepte kannst Du auch mit "normalen" Mixern zubereiten. Viele Gerichte gelingen sogar einwandfrei mit dem Pürierstab.

- Falls Du Dir einen leistungsstarken Mixer zulegen willst und nicht genau weißt, wie die Dinger überhaupt aussehen … auf meinem Blog (www.anstattdessen.de) gibt es eine Sei-te mit Produktlinks. Dort sind einige Mixer vorgestellt.

- **Sieb:** Einige Rezepte - unter anderen solche für Milch- und Sahne-Varianten - geben an, den Brei noch einmal durch-zuseihen. Dafür kannst Du alles Mögliche verwenden. Ich nehme meist ein feines Metallsieb. Das ist mir lieber als Plastik von wegen BPA und so weiter.

- **Nussbeutel:** Wenn Du feinere Ergebnisse erzielen willst, dann brauchst Du einen Nussbeutel. Damit bekommst Du wirklich alle "Krümel" aus Deiner Milch. Nussbeutel gibt es offiziell unter diesem Namen im Handel. Sie kosten ein paar Euro, denn die Hersteller lassen sich den Namen na-türlich bezahlen.

- **Windel oder Küchentuch:** Falls Du keinen zur Hand hast: Eine (saubere) Baumwollwindel leistet ebenso gute Dienste. Du kannst auch stattdessen einen alten (gewaschenen) Strumpf verwenden oder ein Küchentuch. Oder Du nimmst das Sieb eines Teebereiters - das funktioniert ebenso wunderbar.

Was kannst Du sonst noch brauchen?

- Leere Flaschen oder Gläser zum Abfüllen

- Stift zum Auszeichnen der fertigen Gerichte

- Rührgerät

- Kühlschrank/Gefrierschrank

- Herd

Einheiten und Mengenangaben

Ich habe, soweit es ging mit Angaben in Teilen gearbeitet. Der Grund: Der eine macht gerne etwas mehr, und der andere braucht einfach kleinere Portionen. Wie oft muss ich erst einmal umrechnen, wenn ich Rezepte ausprobieren möchte, weil ich keine vier Personen bekochen will.

Wenn Du unsicher bist, dann nimm immer erst einmal 100 ml oder g für die Angabe "1 Teil".

Oder Du nimmst eine Tasse und füllst "1 Teil" ab. Dann weißt Du, wie viel "3 Teile" sind, nämlich 3 Tassen. Im Prinzip geht es um das Verhältnis der Zutaten zueinander.

Ansonsten habe ich die ganz normalen Maßeinheiten angegeben:

Verwendete Maßeinheiten

- Gramm = g
- Milliliter = ml
- Liter = l
- Teelöffel = Tl = 5 ml = 3-4 g
- Esslöffel = El = 3 Tl = 12 - 15 ml = 9 - 12 g
- Messerspitze = Menge, die auf die Spitze eines stumpfen Messers passt (eher über 100 mg).
- Prise = Menge, die Du zwischen Daumen und Zeigefinger nehmen kannst (eher unter 100 mg).

Was mache ich mit dem Trester?

Manchmal bleibt bei den Rezepten ein sogenannter Trester zurück. Das sind die Rückstände, die zum Beispiel bei der Herstellung von Nussmilch entstehen. Bitte schmeiße den Trester auf keinen Fall weg. Du kannst so viele Dinge damit anstellen. Er eignet sich zum Beispiel hervorragend zum Eindicken von Soßen, fürs Müsli oder als Zutat für Kekse.

Für mich ist der Trester genauso wertvoll wie die Milch selbst.

Wenn Du ihn gleich weiterverwenden willst, kannst Du ihn im Kühlschrank aufbewahren. Dort hält er sich etwa 5 Tage. Oder Du frierst ihn portionsweise ein und holst Dir jeweils immer nur ein Würfelchen heraus.

Eine weitere Möglichkeit ist, ihn wieder zu trocknen. Dann hält er sich ewig. Dinkeltrester zum Beispiel: Getrocknet und geröstet kannst Du ihn mit Röstzwiebeln, Kräutern, Salz und Hefeflocken zu einem tollen Nudel-Topping aufbereiten.

Mandeltrester macht sich wiederum gut in Plätzchen oder Kuchen. Er eignet sich zudem hervorragend zum Binden von Teig - zum Beispiel für Gemüseburger oder Ähnlichem. Ersetze einfach einen Teil der Semmelbrösel mit dem Trester. Zudem ist er ein ziemlich guter Soßenbinder.

Reismilch

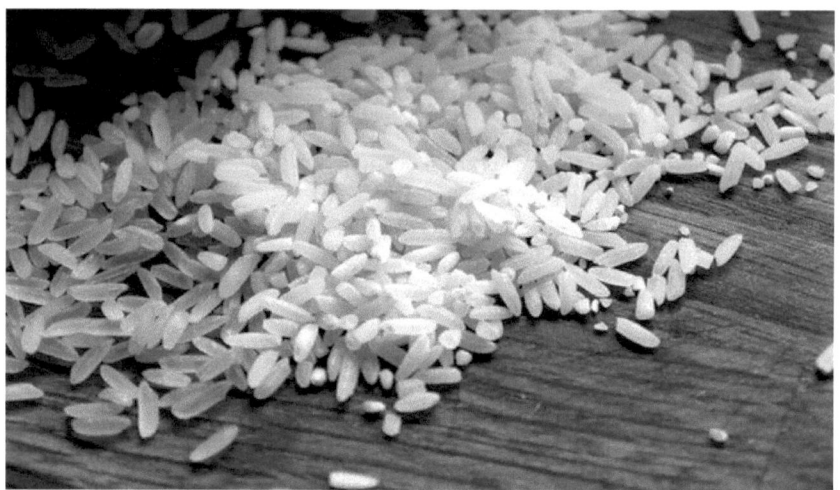

Die Reismilch ist leicht zuzubereiten und passt eigentlich überall. Sie ist die fettärmste Milch-Alternative. Ich persönlich verwende sie gerne zum Aufhellen von Kaffee oder für mein Müsli.

Diese Reismilch wird aus gekochtem Reis hergestellt. Man kann dafür aber auch Reisflocken nehmen.

Zutaten

1 Teil Reis

2 Teile Wasser zum Kochen

6 Teile Wasser zum Mixen

Datteln (je nachdem, wie süß Du die Milch haben willst)

1 Prise Zucker

1 Prise Salz

1 Tl geschmacksneutrales Öl als Emulgator

Zubereitung

1. Wasche den Reis unter fließendem Wasser gründlich durch.

2. Koche den Reis mit der zweifachen Menge Wasser, der Prise Salz und der Prise Zucker wie gewohnt. Ich halte mich prinzipiell an das Verhältnis 1:2, also ein Teil Reis mit zwei Teilen Wasser. Dann kann ich davon ausgehen, dass der Reis gar ist, sobald das Wasser verdampft ist. Etwas abkühlen lassen.

3. Dann ab in den Mixer damit. Meist wird empfohlen, zunächst nur zwei Tassen Wasser und die restlichen vier Tassen nach und nach in den Mixer zu geben. Ich bin da immer ein bisschen faul, geb gleich alles mit dazu und mixe erst einmal kurz auf kleinster Stufe. Es geht beides. ;)

4. Jetzt kommen die Datteln und das Öl dazu und das Ganze wird auf höchster Stufe durchgemixt, bis eine sämige Masse entstanden ist. Das dauert je nach Mixer etwa 1 bis 2 Minuten.

5. Wenn Du meinst, die Masse ist sämig genug, lass den Mixer noch einmal eine halbe Minute laufen. Dann kannst Du davon ausgehen, dass es reicht.

6. Vor dem Sieben kannst Du noch das Feintuning dazwischen schieben. Jetzt darfst Du tüfteln, wie sie Dir am besten schmeckt. Es kommt auch darauf an, für was Du die Reismilch verwenden willst (siehe Tipps).

7. Siebe die Milch durch ein Sieb, ein Mulltuch oder einen Nussbeutel.

8. Wenn die Milch fertig ist, wird sie in eine saubere Flasche mit Twistverschluss gefüllt. Im Kühlschrank hält sie sich drei bis vier Tage.

9. Fertig

Tipps

- Stichwort Feintuning: Wofür möchtest Du Deine Reismilch verwenden? Als Kaffeeweißer? Vielleicht willst Du sie dann ein wenig süßer haben - dann kommen noch weitere Datteln hinzu. Wieder mixen …

- Zum Kochen? Dann vielleicht lieber nicht so süß. Oder ein wenig Salz dazu? Eventuell ein bisschen Vanille dazu? Probiere es aus. Es gibt unzählige Varianten. Wichtig ist, dass Du die Milch nach dem Würzen immer noch einmal gut durchmixt.

- Der Aufwand hängt davon ab, wie fein Du Deine Reismilch haben willst. Wenn es Dir nichts ausmacht, dass feine Partikelchen in Deiner Reismilch sind, dann ist die Milch direkt nach dem Mixen fertig. Wenn Du das nicht magst, dann siebe die Milch noch einmal durch ein Sieb. Wenn Du es noch feiner haben willst, nimm zusätzlich ein Mulltuch oder einen Nussbeutel.

Kaffeeweißer express

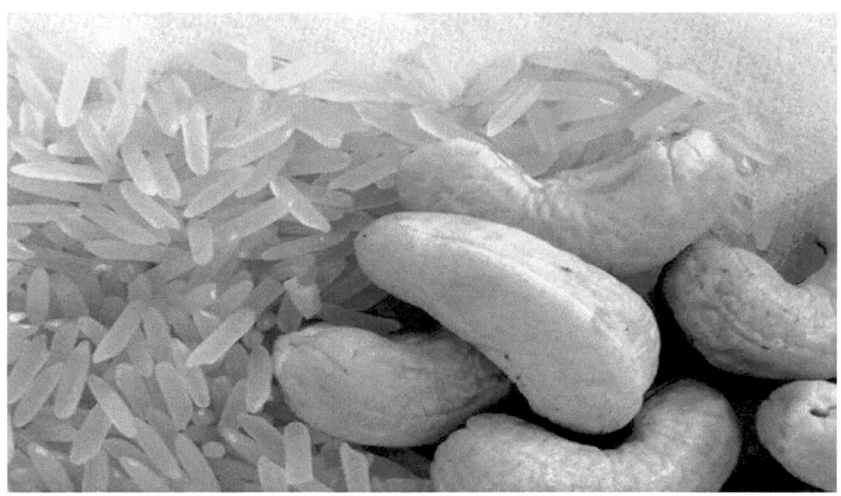

Manchmal muss es morgens einfach schnell gehen. Und trotzdem mag der Kaffee nicht schwarz bleiben - oder der Tee, oder das Müsli trocken. Dann ist vielleicht dieses Rezept etwas für Dich. Es ist mein absoluter Notfall-Fastfood-Milchersatz-Tipp.

Zutaten

1 El roher Reis oder Reisflocken

7 Cashew-Kerne

Wasser

Eine halbe Dattel

Ein Tl Öl

Zubereitung

- Gib alle Zutaten in den Mixer.
- Fülle mit Wasser auf - bis die Zutaten gerade bedeckt sind.
- Mixen, mixen, mixen.
- Gib zum Abschmecken eine Messerspitze Salz hinzu.
- Je nachdem wie fein Du sie magst, siebe die Milch durch.
- Fertig.

Tipps

- Dieses Rezept ist nichts für jeden Tag, denn roher Reis ist nicht sehr gut verdaulich. Wenn Du dieses Rezept täglich machen möchtest (weil es echt schnell geht), dann rate ich Dir, statt rohen Reis Reisflocken zu verwenden.

- Da ich diesen Kaffeeweißer wirklich immer nur in kleinen Mengen mache, gebe ich direkt auf meinen Kaffeebecher ein Teesieb und gieße die Milch direkt durch das Sieb in die Tasse. Ist nicht gesellschaftsfähig, aber praktisch. ;)

* Je nachdem, wie süß Du den Kaffeeweißer haben möchtest, kannst Du mehr oder weniger Dattel hineingeben. Mir reicht meist eine halbe Dattel für diese Menge.

* Diese Milch flockt nicht und benimmt sich tatsächlich wie die anderen Milchdrinks. Auch vom Geschmack her gibt es meines Erachtens nicht viel Unterschied.

* Falls doch einmal etwas überbleibt - die Milch hält sich etwa drei Tage im Kühlschrank.

Reismilch-Kakao

So einfach es ist, so wandelbar ist dieses Rezept. Du kannst aus der Kombination Pflanzenmilch mit Banane leckeren Kakao, Vanillesoße oder Shakes zaubern. Alle Varianten sind ratzfatz gemacht. Dabei ist es im Prinzip auch egal, welche Pflanzenmilch Du nimmst. Es funktioniert mit jeder, nur der Geschmack verändert sich ein bisschen.

Zutaten für eine Portion

1 Banane

250 ml Reismilch

Rosinen oder Datteln

1 Tl Öl

Kakao oder Vanille

Zubereitung

1. Schäle die Banane.
2. Wasche die Rosinen und weiche sie eventuell ein.
3. Alle Zutaten wandern nun in den Mixer. Er wird nicht lange brauchen - nach einer Minute ist alles wunderbar sämig.
4. Gib den Kakao in einen Topf und erwärme ihr vorsichtig auf die gewünschte Temperatur.

5. Schmecke noch einmal ab.

6. Nun heißt es: In Tassen abfüllen und schlürfen.

Tipps

- Willst Du ein Sahnehäubchen auf Deinem Kakao? Dann probiere es einmal mit dem Schlagsahne-Fake in diesem Buch.

- Du kannst statt Kakao auch Vanille, Zimt oder Nelken mit hineingeben. Oder alles zusammen. Für eine Vanille-Soße nimm die doppelte Menge Banane, Vanillezucker und eine halbe Messerspitze Kurkuma.

- Wenn Du den Kakao weglässt, dann gib einen Spritzer Zitrone dazu. Dann lässt sich die Banane mehr Zeit damit, braun zu werden. Mit Eiswürfeln und Schirmchen: voilà, ein wunderbarer Bananenshake.

- Im Sommer kannst Du Dir die Reismilch portionsweise einfrieren und dann mit den Würfeln mixen. Ich verwende dazu ganz normale Eiswürfelbehälter, so kann ich die Menge gut einteilen.

- Die Zutaten setzen sich nach einiger Zeit ab. Das kann man ein wenig hinauszögern, indem man noch ein bisschen Öl mit hineingibt. Ansonsten - schnell trinken oder zwischendurch mal umrühren. ;)

Hafermilch

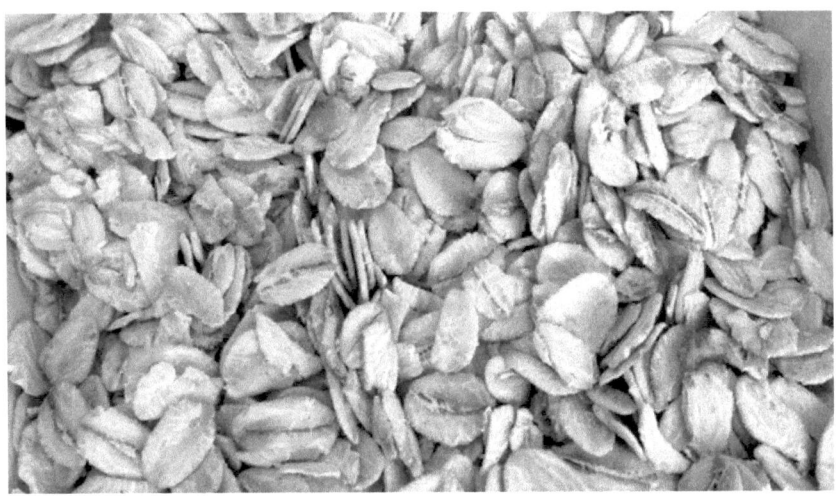

Hafermilch kann ziemlich schleimig sein, wenn man sie erhitzt. Und das ist der Grund, warum ich es anfangs echt anstrengend fand, sie selber zu machen. Es gibt aber einen Trick, mit dem es gar nicht schleimig wird: Du darfst das Haferflocken-Wasser-Gemisch nicht vorab aufkochen, wie es oft empfohlen wird. Es reicht, wenn Du es mit warmem Wasser übergießt.

Zutaten

1 Teil Haferflocken

10 Teile warmes Wasser

1 El Öl

1 Messerspitze Salz

Süße (evtl. Datteln)

Zubereitung

1. Gib alle Zutaten in den Mixer.
2. Guuuut mixen.
3. Noch einmal mixen.
4. Und noch einmal - wenn Du sehr gründlich mixt, dann sparst Du Dir möglicherweise das Filtern.
5. Filtere es, wenn Du es dünner magst.
6. Abschmecken.
7. Fertig.

Tipps

- Beispiel für das Mengenverhältnis: Wenn Du beispielsweise 50 g Haferflocken verwendest, dann nimmst Du 500 ml Wasser. Bei 100 g Haferflocken brauchst Du 1 Liter Wasser.

- Das Wasser sollte warm sein, aber nicht kochend heiß. So 40 bis 50 Grad sind perfekt. Aber es kommt nicht auf die genaue Temperatur an.

- Du kannst die Haferflocken vor dem Mixen auch noch einmal mahlen.

- Die Süße ist wichtig, weil es sonst fade schmeckt. Bei der industriellen Herstellung wird die Milch fermentiert - das ergibt eine natürliche Süße. Wenn Du die Milch selber machst, dann fehlt die Fermentierung. Dafür hast Du beim Selbermachen noch alle Nährstoffe in Deiner Milch, weil sie nicht ultrahocherhitzt wird.

- Hafermilch flockt gerne, mehr als andere Getreidemilch. Im Kaffee kann das ziemlich doof aussehen. Im Unterschied zur Kuhmilch ist das allerdings kein Zeichen, dass sie schlecht geworden ist. Sie hält sich im Kühlschrank etwa drei Tage.

Hafer-Sahne

Die Herstellung der Hafersahne funktioniert vom Prinzip her genauso, wie die der Hafermilch - nur, dass Du weniger Wasser zu den Haferflocken gibst. Auch hier - nicht erhitzen, dann schleimt es nicht.

Zutaten

1 Teil Haferflocken

5 Teile Wasser oder Hafermilch

1 El Öl Deiner Wahl

1 Messerspitzchen Salz

Zubereitung

1. Gib alle Zutaten in den Mixer.
2. Lass ihn guuuut mixen.
3. Passt die Konsistenz? Ok. Wenn nicht, gib entweder noch etwas Wasser oder Haferflocken dazu. Flüssigkeit macht es dünner, Haferflocken verdicken die Sahne.
4. Lass den Mixer noch einmal arbeiten.
5. Abschmecken. Könnte die Cuisine noch etwas Salz oder vielleicht ein bisschen Süße vertragen? Mehr Süße: Gib noch eine Dattel mit dazu.

6. Und noch einmal: Wenn Du sehr gründlich mixt, dann sparst Du Dir möglicherweise das Filtern.

7. Abschmecken

Tipps

- Hafersahne kannst Du auch auf Vorrat zubereiten. Du kannst sie portionsweise einfrieren, dann hast Du immer Sahne beim Kochen zur Hand.

- Sie hält sich - wie andere Pflanzenmilch auch - etwa zwei bis drei Tage im Kühlschrank.

- Ich verwende Hafersahne gerne zum Kochen. Während Hafermilch in warmen Getränken gerne flockt, benimmt sich die Hafersahne in Suppen oder Soßen anständig. Diese Aussage ist nicht von Experten bestätigt. Ich führe es nur an, weil dies meiner eigenen Erfahrung entspricht. Praxisstudien quasi. ;)

Mandelmilch

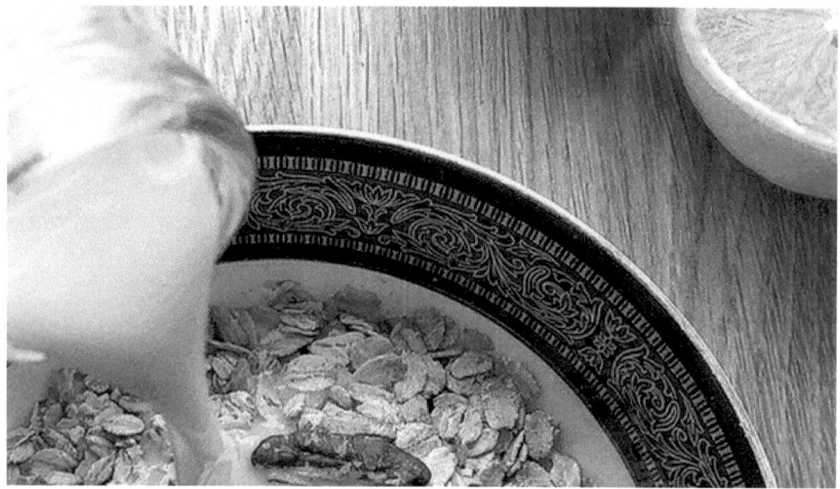

Diese Mandelmilch ist die Basis für das Mandelsahne-Rezept, das Du ebenfalls in diesem Buch findest. Zusammen mit Soja- und Kokosmilch ergeben Mandeln die fetteste Pflanzenmilch. Das ist beim Kochen manchmal durchaus von Vorteil. Sie hat einen Eigengeschmack, das darfst Du bei der Verwendung beachten.

Zutaten

1 Teil Mandeln

Wasser zum Einweichen

5 Teile Wasser zum Mixen

1 TL Öl

Süße nach Wahl

Vanille oder Zimt (Sei kreativ.)

Zubereitung

1. Röste zunächst die Mandeln leicht an. Das ist wichtig für den Geschmack.
2. Gib die gerösteten Mandeln in ein Schüsselchen und bedecke sie mit Wasser.
3. Sie dürfen über Nacht einweichen.
4. Siebe das Einweichwasser ab und gib die Mandeln in den Mixer.
5. Gib Wasser, Süße und Gewürze dazu.
6. Mixen - mindestens zweimal 90 Sekunden.
7. Noch mal mixen.
8. Wenn Du Schwebeteilchen in Deiner Mandelmilch akzeptieren kannst, ist sie jetzt fertig. Wenn nicht - siebe sie noch einmal durch den Nussbeutel.
9. Abschmecken. :)
10. Fertig.

Tipps

• Je nachdem, ob Du Mandeln mit Haut oder blanchierte Mandeln verwendest, bekommst Du natürlich unterschiedliche Ergebnisse in der Optik. Auch der Geschmack unterscheidet sich. Mit der Haut schmeckt die Milch intensiver nach Mandeln, zum Teil auch ein wenig bitter. Wenn Du das nicht magst, dann rate ich Dir, gleich blanchierte Mandeln zu kaufen. Die Haut abzupfriemeln ist echt mühsam.

• Wenn Du dennoch Mandeln mit Häutchen hast und diese selbst blanchieren willst, dann bade die Mandeln (vor dem Rösten) in kochendem Wasser, nur ganz kurz. Gieße das Wasser ab. Jetzt lässt sich das Häutchen vergleichsweise leicht lösen. Nimm dazu jede Mandel zwischen Daumen und Zeigefinger und quetsche sie leicht. Plopp, raus ist sie. Du kannst auch zunächst alle Mandeln auf ein Geschirrtuch legen, zudecken und rubbeln. Du musst dadurch nicht jede einzelne Mandel ploppen lassen, sondern nur noch ein paar widerspenstige Kandidaten. Achtung: Bitte nimm nicht gerade das neueste Tuch, denn nach der Prozedur hat das Tuch fiese Flecken, die nur schwer bis gar nicht wieder herausgehen.

• Ich bereite immer mindestens 1 Liter Mandelmilch zu. Einen halben Liter zur direkten Verwendung fürs Müsli oder den Kaffee und einen halben Liter als Basis zum Weiterverarbeiten (zum Beispiel für den legendären Mandeljoghurt weiter hinten in diesem Buch).

• Du kannst die Mandelmilch auch portionsweise einfrieren. Funktioniert einwandfrei. Auf diese Weise hält sich der Aufwand im Rahmen. Die Mandeleiswürfel sind perfekt zum Binden und Aufhellen von Soßen (Eigengeschmack beachten.)

- Die Zugabe der externen Süße ist nötig, da Du die Milch nicht fermentierst. Nur bei der Fermentierung entsteht eine natürliche Süße. Du kannst die Süße auch weglassen, aber dann schmeckt die Mandelmilch ein bisschen fade. Es ist egal, welche Süße Du zugibst: Zucker, Honig, Agave-Dicksaft, Xylit, Süßstoff - je nachdem, was Dir gerade geeignet erscheint.

- Es ist normal, dass sich Mandelmilch absetzt. Auch, wenn Du mit dem Öl eine Art Emulgator zugegeben hast. Sobald sie einige Zeit steht (na gut, "einige Zeit" bedeutet in diesem Fall etwa 30 Sekunden), werden sich die winzigen Mandelteilchen vom Wasser trennen. Deshalb vor Gebrauch bitte kräftig schütteln Bitte sieh zu, dass die Flasche gut zu ist, sonst hast Du Mandelmilch an den Küchenwänden. Hatten wir alles schon.

- Um das Absetzen zu verhindern, kannst Du Lecithin zugeben. Das ist ein sogenannter Emulgator. Es gibt ihn im Handel. Hier darfst Du genau hinsehen, aus was das jeweilige Lecithin gewonnen wurde. Es wird meist aus Sojabohnen hergestellt, aber auch Raps, Erdnüsse, Sonnenblumen oder Mais eignen sich als Rohstoff. Ebenso wie Eigelb. In jedem Fall lohnt es sich zu prüfen, ob die Rohstoffe frei von Genmanipulation sind. In den meisten Fällen bist Du bei einem Bioprodukt auf der sicheren Seite.

- Werfe den Trester nicht weg. Du kannst ihn zum Eindicken von Soßen oder zum Backen verwenden. Beispielsweise kannst Du mit ihm die Ruckzuck-Plätzchen backen (Rezept weiter hinten). Es sind immer noch wertvolle Bestandteile drin. Wär schade drum … :)

Mandelmilch express

Etwas für Eilige: eine Schnellvariante der Mandelmilch. Du sparst Dir das Einweichen der Mandeln, das Ergebnis kann sich trotzdem durchaus sehen lassen. Das Mandelmus ist zwar teuer, aber dafür hält es sich ewig - ein Vorteil, der durchaus Gewicht hat.

Zutaten

1 El Mandelmus

200 ml Wasser

1 El Öl

Süße nach Wahl

Zubereitung

1. Gib die Mandeln mit dem Mandelmus, dem Öl, der Süße und dem Wasser in den Mixer.
2. Vermixe alles zu einer dickflüssigen Masse.
3. Fertig.

Tipps

- Durch das Mandelmus sparst Du Dir nicht nur das Einweichen der Mandeln, sondern auch das Filtern.

- Eventuell gib noch eine halbe Messerspitze Salz mit hinein,
  das gibt noch einmal einen anderen Geschmack. Das mag
  nicht jeder, ist also ein Experiment.

- Du kannst dieses Rezept mit jedem Nussmus zubereiten,
  den es so im Handel gibt: Erdnuss, Haselnuss, Sonnenblu-
  menkerne, Makadamia, etc.

Mandel-Sahne

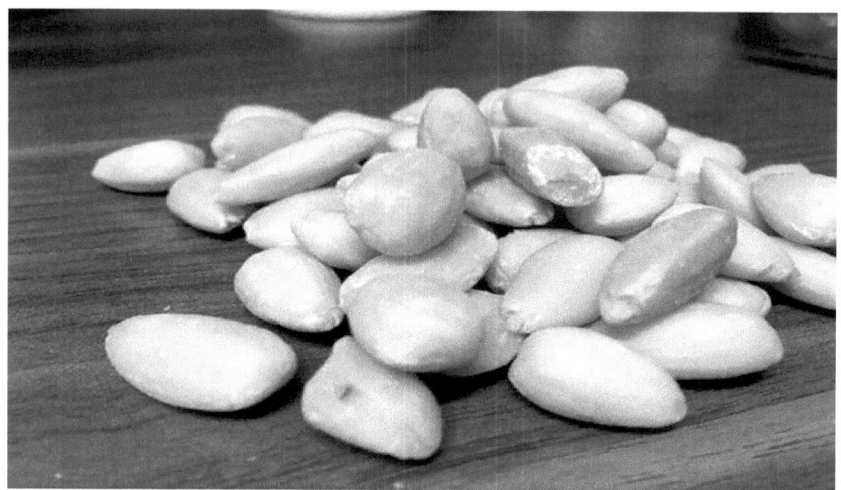

Mandelsahne bekommst Du, wenn Du den Mandelanteil in Deiner Mandelmilch erhöhst. Sie schmeckt toll und Du kannst sie super zum Kochen verwenden. Zum Beispiel, um Soßen aufzuhellen und zu binden.

Zutaten

1 Teil Mandelmilch

1 Teil Mandeln ohne Schale

1 El Öl

1/2 Messerspitze Salz (Vorsicht, wird leicht zu salzig.)

Zubereitung

1. Wie immer: Gib die Mandeln mit der Mandelmilch, dem Öl und dem Salz in den Mixer.
2. Vermixe alles gründlich zu einer dickflüssigen Masse.
3. Nun kannst Du die Konsistenz selbst regulieren. Wenn es zu dick ist, gib eventuell noch etwas Milch hinzu. Wenn es Dir zu dünn ist, kommen noch ein paar Mandeln hinein.
4. Filtern.
5. Fertig.

Tipps

- Das Öl brauchst Du, damit sich die Zutaten gut vermischen. Das wird Emulsion genannt. Mit dem Öl kannst Du aber auch eine ganz besondere Geschmacksnote mit in Deine Mandelsahne bringen. Sesam oder Pistazie? Oder lieber ein geschmacksneutrales Öl? Ganz wie Du möchtest. Das ist die Freiheit der Selbermacher.

- Zum Filtern kannst Du entweder einen Nussmilchbeutel, ein Mulltuch oder einen sauberen Seidenstrumpf nehmen. Geht alles.

- Falls Du die Mandelsahne filterst, hebe den Trester auf - wie immer. ;)

Kartoffelsahne

Ich liebe die Kartoffelsahne. Erstens, weil wir fast immer fertige Pellkartoffeln im Kühlschrank haben. Zweitens, weil sie so
fix gemacht ist. Und drittens, weil Kartoffeln auch bei uns
wachsen. Noch ein Vorteil: Diese Variante kannst Du mit dem
Pürierstab herstellen, Du brauchst keinen Mixer. Sie eignet
sich vor allem zum Eindicken von Gerichten, wenn Du Pellkartoffeln übrig hast. Aber - man sollte es nicht meinen - auch für
Schokocreme ist sie ein guter Kandidat.

Zutaten

130 ml Pflanzenmilch

50 g Pellkartoffeln

50 ml Öl

1 Messerspitze Salz

Süße

Zubereitung

1. Befreie die Pellkartoffeln von ihrer Schale und schneide sie
   in kleine Würfelchen.
2. Gib alle Zutaten in ein hohes Gefäß.
3. Püriere sie mit dem Zauberstab, bis sie sämig ist.

4. Abschmecken.

5. Fertig.

Tipps

- Diese Sahne eignet sich auch für eine leckere Streich-creme. In diesem Fall gib einfach etwas mehr Kartoffeln dazu - je nachdem welchen Job sie erledigen soll. Wenn Du sie als Dip zu Gemüse oder Pommes verwenden willst, dann würze die Creme noch mit Zitronensaft, Senf, zusätz-lich Salz und Pfeffer. Oder gib noch etwas Tomatenmark mit hinein. Sie schmeckt sehr gut zum Grillen.

- Soll sie eine süße Creme werden, dann bekommt sie noch Datteln, Zucker, Honig oder sonst eine Süße verpasst. Mit Kakaopulver und Vanille aufgepeppt, kann sie locker mit einer Kuhmilch-Schokosoße mithalten.

- Wenn man es ganz genau nimmt, ist dies eigentlich gar kein Rezept. Denn Du kannst die Zutaten beim Kochen auch einfach einzeln in die Suppe oder Soße geben. Du nutzt dabei die Kartoffelstärke, die früher alle Hausfrauen neben dem Herd stehen hatten. Trotzdem find ich´s immer klasse, wenn man sie fertig parat hat. Das gibt mir dann die Illusion, eine raffinierte Köchin zu sein. ;) Unterbe-wusstsein und Ego, Du weißt schon …

Nussmilch

Du kannst aus allen Nüssen Milch bereiten. Es kommt darauf an, welchen Geschmack Du erzielen willst, denn der ist - je nach verwendeter Nuss - mal herb, mal etwas süßer. Nussmilch ist nie geschmacksneutral, weshalb ich sie wirklich nur sehr gezielt zubereite, zum Beispiel fürs Backen. Die Vorgehensweise ist immer gleich, deshalb habe ich das Grundrezept hier zusammengefasst.

Zutaten

Wasser zum Einweichen der Nüsse

1 Teil Haselnüsse (oder andere Nüsse, z. B. 200 g)

5 Teile Wasser zum Mixen (z. B. 1 Liter)

1 Tl Öl

evtl. etwas Süße

Zubereitung

1. Weiche die Nüsse ein, mindestens ein paar Stunden, am besten über Nacht.

2. Gib die eingeweichten Nüsse zusammen mit dem Wasser und den anderen Zutaten in den Mixer und ab die Post.

3. Filtere die Flüssigkeit durch ein Sieb, ein Mulltuch oder einen Nussbeutel, damit sich der Trester von der Milch trennt.

4. Abschmecken. Gib je nach Geschmack noch Süße oder andere Gewürze hinzu.

5. Vermische die Gewürze noch einmal gut mit der Milch.

6. Fertig.

Tipps

- Wenn Du die Milch ganz reinweiß magst, kannst Du die braunen Häutchen vorher entfernen. Mit Häutchen ist die Milch etwas dunkler und - je nach Nussart - schmeckt sie etwas markanter. Ich bin bei Nüssen meist zu faul dazu. Bei mir muss es schnell und einfach gehen. ;)

- Das Öl ist zuständig für die Emulsion. Du kannst es auch weglassen, die Nussmilch flockt dann eher. Im Prinzip ist das bei der Nussmilch - im Gegensatz zur Kuhmilch - aber kein Zeichen, dass sie schlecht ist. Die Partikelchen setzen sich halt bei allen selbst gemachten Pflanzendrinks schnell ab. Wenn Du ein Öl verwendest, kannst Du entweder ein geschmacksneutrales Öl nehmen oder Du wählst eines, das auch gleichzeitig als Würze der Milch dient.

- Du kannst jeden Filter verwenden, den Du gerade parat hast. Den professionellen Nussbeutel, ein sauberes Mulltuch oder auch ein normales Küchensieb. Es gilt - je feiner der Filter, desto weniger Nusspartikelchen spürt die Zunge.

- Bewahre den Trester nach dem Filtern auf.

- Nüsse gelten offiziell als Allergene. Eigentlich ist dieser Hinweis überflüssig. Wer gegen Nüsse allergisch ist, der wird sich kaum eine Nussmilch zubereiten. Dennoch, der Vollständigkeit halber, wollte ich das noch einmal erwähnen.

- Für die Geschmacksverfeinerung kannst Du zum Beispiel Vanille oder Zimt nehmen. Nussmilch ist perfekt für die Kombination mit Bananen. Oder Du probierst einfach mal die pikante Variante mit Salz, Pfeffer, Chili oder Gewürzen wie Estragon, Petersilie oder Liebstöckel.

- Die Nussmilch hält sich im Kühlschrank zwei bis drei Tage.

Dinkelmilch

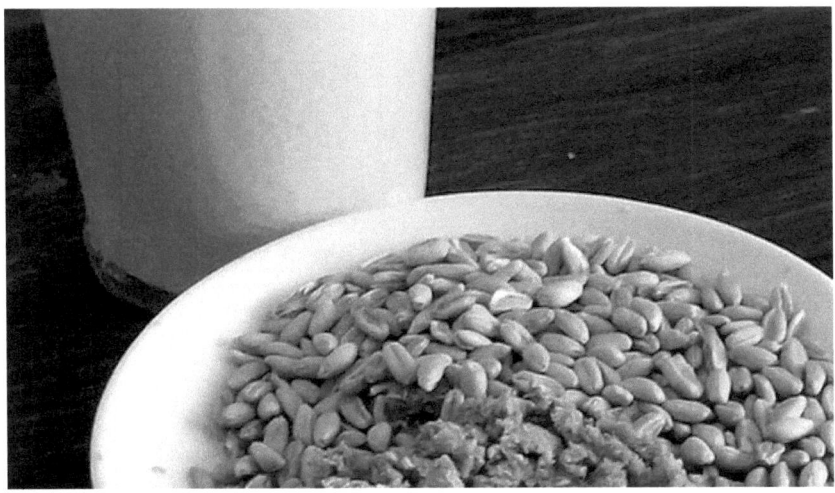

Dinkelmilch wird mit dem gekeimten ganzen Korn hergestellt. Du kannst es auch anders machen, aber sie schmeckt wesentlich besser mit gekeimtem Dinkel - und darüber hinaus ist sie bekömmlicher. Durch das Keimen musst Du für die Dinkelmilch etwa zwei Tage Vorbereitung zusätzlich einplanen.

Zutaten (ergibt etwa einen Liter)

Wasser zum Einweichen

70 Gramm Dinkel (sprießfähig)

1 Liter Wasser

Datteln zum Süßen (je nach Gusto)

1 Prise Salz

1 Tl Öl

Zubereitung

1. Lass die Dinkelkörner keimen. (Beschreibung siehe Tipps)
2. Die gekeimten Körner mitsamt dem Wasser und der Süße in einem Mixer gut durchmixen.
3. Noch einmal mixen, und noch einmal.
4. Dann die Milch durch einen Nussmilchbeutel oder ein Mulltuch seihen und die Milch dabei auffangen.
5. In Flaschen füllen - fertig.

Tipps

- Es ist ganz einfach Dinkel keimen zu lassen, und es macht eigentlich auch nicht viel Arbeit. Aber es ist langwierig. Deshalb ist diese Milch eher etwas für Leute, die gerne planen. Und so gehst Du vor:

- Wasch die Dinkelkörner gut durch und stecke sie gleich ins Keimglas.

- Dann füllst Du mit Wasser auf, bis sie gut bedeckt sind, und lässt sie über Nacht stehen.

- Am nächsten Morgen lässt Du das Einweichwasser abfließen, spülst die Körner gut durch und füllst wieder mit Wasser auf.

- Am Abend wieder das Gleiche.

- Insgesamt machst Du das fünf bis sechs Mal - je nachdem wie es sich zeitlich ausgeht. Dann sind die Körner gekeimt und können weiterverarbeitet werden.

- Du kannst die Konsistenz Deiner Dinkelmilch ganz leicht selbst steuern. Weniger Wasser: Die Dinkelmilch wird sämiger und schmeckt intensiver nach Dinkel. Mehr Wasser: Sie wird dünner, neutraler im Geschmack, aber auch weniger fett (bei Getreidemilch nicht immer von Vorteil).

- Der Trester der Dinkelmilch ist ebenfalls kein Fall für den Mülleimer. Er schmeckt soooo gut. Du kannst ihn zum Beispiel pikant - mit Gemüse und Knoblauch anbraten. Du könntest auch Bratlinge aus ihm machen. Er macht sich auch wunderbar als Müsli-Zutat mit Honig und Obst.

- Da die Dinkelmilch nicht fermentiert wird, kann sie natürlich nicht mit einer natürlichen Süße aufwarten. Deshalb brauchen wir die Datteln. Ich gebe auf diese Menge meist 4 bis 5 Datteln mit hinein. Du kannst aber auch jede andere Süße verwenden - entscheide selbst. :)

- Dinkelmilch eignet sich hervorragend zum Kochen. Sie ist die ideale Getreidemilch für Pudding oder Milchreis.

- Wie bei allen Getreidemilch-Arten setzen sich die kleinen Partikelchen auch bei der Dinkelmilch rasant ab. Vor Gebrauch solltest Du sie immer gut schütteln. :)

- Im Kühlschrank hält sich Getreidemilch etwa zwei bis drei Tage.

Schlagsahne ohne Sahne

Um eine Schlagsahne ohne Kuhmilch-Fett hinzubekommen, müssen wir die Milch der Kokosnuss bemühen - in diesem Fall sind wir auf das Fett aus, das sich gerne oben am Rand der Dose absetzt. Kombiniert mit Stärke und Zucker ergibt das ein Team, das wir aufschlagen können.

Zutaten

Eine Dose Kokosmilch (400 g)

1 Tl Puderzucker

2 Tl Stärke

Zubereitung

1. Stecke die Dose einen Tag vor Verwendung ins Tiefkühlfach.

2. Hole sie etwa zwei Stunden vor Verarbeitung heraus und parke sie im Kühlschrank.

3. Bitte nicht schütteln, damit das Kokosfett, das sich oben abgesetzt hat, von der Milch getrennt bleibt. Das ist der Teil, den Du für die Zubereitung der Schlagsahne benötigst.

4. Kurz vor dem Servieren nimmst Du die Dose heraus, öffnest sie und löffelst das Kokosfett in eine Schüssel.

5. Dann rührst Du das Fett mit dem Zucker und - wenn gewünscht mit anderen Gewürzen wie Vanille - schaumig.

6. Gib nach und nach die Stärke hinzu.

7. Sobald die "Sahne" fest ist, sollte sie entweder (kurz) wieder in den Kühlschrank wandern oder sofort serviert werden.

Tipps

• Wenn Du eine Dose Kokosmilch mit 400 g verwendest, dann erhältst Du in etwa 150 g Fett. Das ergibt schon ein hübsches Schüsselchen.

• Wichtig ist, dass sie kühl bleibt. Denn wenn sie warm wird, fällt sie zusammen.

• Im Prinzip imitiert dieses Rezept, das allseits beliebte fertige "Sahnesteif". Das gekaufte Sahnesteif ist nicht unbedingt sehr appetitlich, denn es enthält neben der modifizierten Stärke oft noch ein "Antiklumpmittel", E 341. Und dieses Mittelchen ist nebenbei noch ein erfolgreiches Pestizid. Nennt mich engstirnig. Aber ich mag keine Pestizide auf meinem Kuchen - auch nicht als Sahnehäubchen.

• Sahnesteif selbst herzustellen ist ganz einfach. Mische Puderzucker und Stärke, je nachdem wie süß Du Deine Sahne haben möchtest. Also zum Beispiel 1 Tl Puderzucker und 1 Tl Stärke. Prinzipiell gilt: pro 250 ml Flüssigkeit ungefähr einen TL Stärke. Die Trägermasse muss kühl sein, sonst funktioniert das Ganze nicht.

- Je fetter die Basisflüssigkeit - und je kühler - desto besser gelingt die Schlagsahne. Kokosmilch hat 22 Prozent Fett, Kuhsahne hat sogar 32 Prozent. Im Prinzip gilt es, in eine sehr fette Masse Luft hineinzubekommen und das Ganze dann möglichst lange in der Masse zu halten. Das Kokosmilch-Fett ist die Masse, das Schlagen mit Deinem Rührbesen pumpt die Luft hinein und die Stärke sorgt dafür, dass die Luft solange drin bleibt, bis die Sahne aufgegessen ist.

- Du kannst es auch mit Sojasahne probieren. Auch da funktioniert es bedingt.

Sour Cream mit Cashews (Saure Sahne)

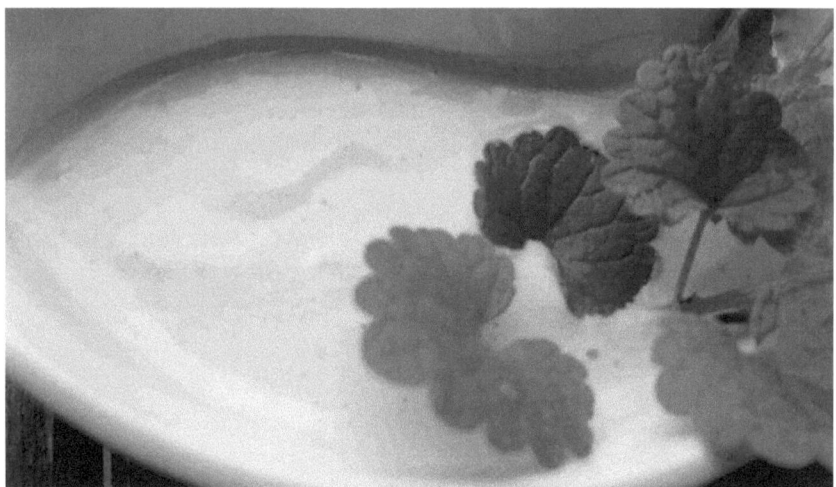

Diese Creme ist superleicht herzustellen und passt zu fast allem. Sie ist wirklich legendär. Bei diesem Rezept machen wir uns die Eigenschaft der Cashew-Nüsse zunutze. Wenn sie mit Salz und Säure kombiniert werden, dann ähnelt ihr Geschmack tatsächlich dem der Sour Creme, wie wir sie von den Ofenkartoffeln oder vom Müsli her kennen.

Je nach Würze kannst Du bestimmen, was Du daraus machen willst. Wenn Du sie mit Früchten mischt, dann gib einfach ein bisschen Süße mit dazu. Wenn Du sie zum Kochen verwenden willst, dann würze mit Salz, Hefeflocken, Pfeffer und Kräutern Deiner Wahl. Der Fantasie sind dabei keine Grenzen gesetzt.

Zutaten

1 Teil Cashewnüsse

1 Teil Wasser

1/2 Zitrone Saft, je nach Geschmack ein bisschen mehr

1 Tl Essig, je nach Geschmack ein bisschen mehr

1 Prise Salz

Zubereitung

1. Weich die Nüsse mindestens 3 Stunden ein.
2. Gib das Wasser und die eingeweichten Nüsse in einen Mixer und püriere sie.
3. Gib Salz, Zitrone und Essig dazu - noch einmal mixen.
4. Abschmecken oder weiter aufpeppen, ab in ein leeres Marmeladeglas.
5. Fertig.

Tipps

- Im Mixer reichen im Allgemeinen 2 Minuten auf mittlerer bis hoher Stufe. Ich verwende dafür meist einen dieser kleinen Smoothie-Maker. Seine Leistung reicht vollkommen aus und ich muss nicht den großen Mixer schmuddelig machen. Mit dem Pürierstab geht es auch, dauert aber ein paar Minuten länger. Wichtig ist, dass wirklich alle Cashew-Stückchen püriert sind, sonst geht die sahnige Illusion flöten.

- Pass auf mit dem Essig. Es wird leicht zu sauer. Gib die Gewürze erst nach dem Pürieren dazu, dann kannst Du besser abschmecken.

- Lass Dich nicht beirren, wenn die Creme beim Zubereiten noch nicht fest genug ist. Sie dickt nach einiger Zeit ein.

- Wenn Du eine dickere Creme - also zum Beispiel eine Creme Fraîche haben möchtest, dann mixe noch gekochte Kartoffeln in die Creme. Die Menge richtet sich nach der Konsistenz, die Du erreichen willst. Für eine Menge von 200 g Creme würde ich mit einer mittleren Kartoffel beginnen. Dann dürftest Du in ungefähr die Konsistenz von einer Creme Fraîche erzielen.

- Die Creme hält sich im Kühlschrank zwischen drei und fünf Tage.

- Du kannst sie gut einfrieren - in Portiönchen, als "Saure Sahne"-Würfel.

- Diese Creme eignet sich als Dip zu Rohkost oder als Topping über die Ofenkartoffel, zum Verfeinern von Soßen oder für Aufläufe. Du kannst sie genauso verwenden wie Creme fraîche oder Schmand.

Butter-Fake - streichfähig und lecker

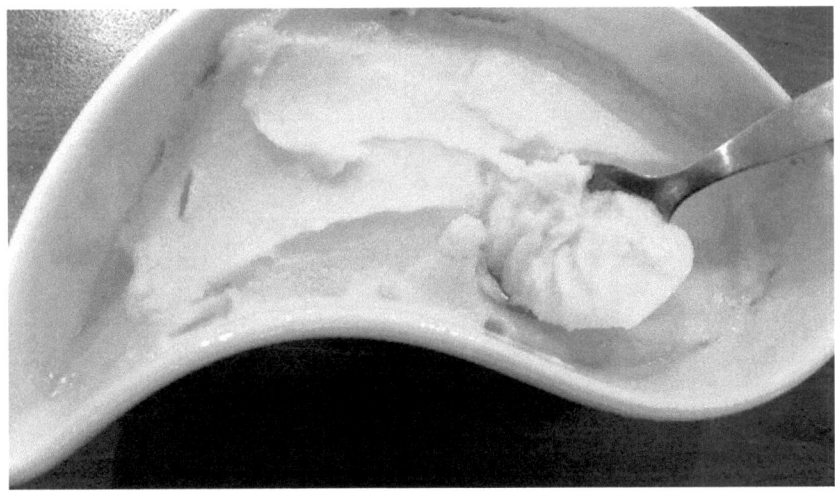

So einfach dieses Rezept ist, so sehr liebe ich es. Ich habe lange nach einer funktionierenden Alternative für Butter und Margarine gesucht. Dieser Margarine-Fake ist streichfähig, leicht und schnell zuzubereiten, braucht kein Palmöl, hält sich lange und nimmt es auch nicht sofort übel, wenn er mal eine Stunde auf dem Frühstückstisch steht. Darüber hinaus ist er unglaublich wandlungsfähig - und gibt dadurch so ziemlich jedem erdenklichen Brotbelag die passende Unterlage.

Zutaten

1 Teil Kakaobutter

3,5 Teile Öl nach Wahl

2 El Pflanzencuisine (pro 200 g Portion)

Zubereitung

1. Gib das Öl in einen kleinen Topf und erwärme es ganz leicht, nur ein bisschen.

2. Nun schneide die Kakaobutter in kleine Stückchen und gib sie dazu.

3. Wenn die Kakaobutter geschmolzen ist (je kleiner die Stückchen, desto schneller geht das), kommt die Pflanzensahne dazu.

4. Gut vermischen. Ich mache das meist mit dem Pürierstab.

5. Stell das Ganze in den Kühlschrank und lasse es abkühlen.

6. Jetzt kommt noch einmal der Pürierstab zum Einsatz oder auch einfach nur ein Löffel, wenn die Masse eine Weile draußen stand - mischen, damit sich alles gleichmäßig verteilt.

Tipps

- Es gibt ein fettes Plus bei dieser Streichcreme. Sie bleibt nämlich fest, auch wenn sie nicht im Kühlschrank steht - selbst wenn sie bereits "warm" ist, bleibt sie immer noch wunderbar streichfähig. Das ist ihr Vorteil gegenüber der Lösung mit dem gefrorenen Olivenöl pur, denn das verflüssigt sich wieder ganz fix.

- Du kannst diese Streichcreme aufpeppen, wie Du möchtest - je nachdem, welche "Butter" Du haben möchtest. Gib Salz und Kräuter dazu, dann wird es eine super Kräuterbutter für den Grillabend. Oder Du mischt Pfefferkörner darunter. Auch lecker. :) Spiel ein bisschen damit. Da geht eine ganze Menge.

- Viele Öle haben einen Eigengeschmack. Nutze diesen Umstand doch einfach, um immer die perfekte Butter parat zu haben. Wie wäre es denn zum Beispiel mit Leinöl? Damit wird jedes "Butter"brot zu einer Wohltat für Deinen Darm. Oder ein Walnussöl? Während Olivenöl sich eher für die pikanten Brotvarianten eignet, ist Mandelöl eine Bereicherung für süße Brote. Ansonsten kannst Du geschmacksneutrale Bratöle verwenden. Wir mögen am liebsten kalt gepresstes Olivenöl (wird ein bisschen grünlich, aber das ist uns egal) und Sonnenblumenöl (siehe Foto).

- Für die Konsistenz ist die Kakaobutter zuständig. Je mehr Du dem Öl beimischt, desto fester wird die Creme. Die Erfahrung hat gezeigt, dass ein Verhältnis von 1 Teil Kakaobutter auf 3 bis 4 Teile Öl am besten funktioniert. Ein bisschen hängt es auch von der Art des Öles ab. Du kannst also experimentieren, es kann nichts kaputt gehen. Ob Du die richtige Konsistenz erwischt hast, stellt sich allerdings erst nach dem Kühlen heraus.

- Die Pflanzencuisine sorgt in erster Linie für die korrekte Farbe. Die angegebene Menge ist nur eine grobe Richtlinie. Ich gebe so in etwa 1 El pro 100 g dazu. Du kannst auch weniger oder mehr verwenden, nur sieh zu, dass es nicht zu flüssig wird.

- Damit sie gelingt, ist es wichtig, dass Du die Zutaten zwei Mal mischt. Einmal noch im leicht erwärmten Zustand und das zweite Mal, wenn sie abgekühlt ist. Der Grund dafür ist, dass die Zutaten nicht zusammenhalten mögen, wenn sie warm sind. Sowohl Öl, als auch Kakaobutter und Pflanzensahne streben rasch wieder auseinander. Je kühler die Mischung wird, desto träger werden aber auch die Zutaten. Spätestens beim zweiten Mischgang bleiben sie beieinander und ergeben auf Dauer eine Einheit.

- Es ist wichtig, dass das Öl nicht zu heiß wird, denn je mehr Du es erhitzt, desto mehr gehen die Nährstoffe kaputt. Muss ja nicht sein. Das ist zumindest dann relevant, wenn Du für Deinen Butter-Fake kalt gepresste Öle verwendest.

- Die Streichcreme schmilzt, wenn sie erwärmt wird, eignet sich also auch bedingt zum Kochen und Backen. Haupteinsatzgebiet ist allerdings das Brot. Zum Braten würde ich sie nicht verwenden.

- Die Butter-Öl-Margarine hält sich im Kühlschrank locker eine Woche. Wenn Du sie salzt, verlängert sich die Haltbarkeit auf mehrere Wochen.

Kokos-Joghurt ohne Starter

Unter all den vielen Rezepten für schnellen Joghurt im Internet hat mich dieses am meisten überzeugt. Zwar wird er mit Kokos gemacht und ich hatte die Befürchtung, dass man das sehr deutlich herausschmeckt. Ist aber gar nicht so. Und wenn man den Joghurt noch weiterverarbeitet, zum Beispiel zum Abschmecken von Soßen, dann schmeckt man es gar nicht mehr. Hier ist also mein Joghurt-Favorit. Du brauchst für dieses Rezept weder Fermente noch eine Joghurtmaschine, ein Mixer genügt.

Zutaten

3 Tl Flohsamenschalen (für die Konsistenz)

150 ml Wasser zum Einweichen

300 ml Wasser oder Pflanzenmilch

3 El Zitronensaft

1,5 El Süße

75 g KokosMUS (Achtung: nicht mit Kokosöl oder Kokosmilch verwechseln)

Ergibt ca. 2 Honiggläser voll Joghurt.

Zubereitung

1. Weich die Flohsamenschalen in 150 ml Wasser ein. Nach ein bis zwei Stunden sind sie so richtig schön glibberig.

2. Jetzt muss der Flohsamen etwas warten, bis er weiterspielen darf. Die übrigen Zutaten, das übrige Wasser, Kokosmus, Zitronensaft und Süße kommen in den Mixer und werden zuerst etwa 1 Minute auf mittlerer Stufe und dann noch einmal 1,5 Minuten auf höchster Stufe gemixt.

3. Wenn die Masse schön sämig ist, wird abgeschmeckt. Du kannst mit dem Zitronensaft und der Süße spielen - ganz wie Du lustig bist.

4. Sobald Dir die Masse vom Geschmack her zusagt, kommt der Flohsamen-Glibber dazu und alles wird noch einmal richtig gründlich durchgemixt. Nochmal kurz abschmecken.

5. Fertig.

6. Der Kokos-Joghurt wandert jetzt in saubere Schraubgläser und darf dann noch einmal abgedeckt mit einem Tuch sechs Stunden bei Zimmertemperatur ziehen. Danach kommt er in den Kühlschrank. Er hält sich mehrere Tage im Kühlschrank.

Tipps

• Dieser Joghurt ähnelt dem aus Kuhmilch in Geschmack und Konsistenz auf verblüffende Weise - und das ganz ohne Joghurtstarter oder Maschine. Allerdings schmeckt man das Kokosmus ganz minimal heraus.

• Wenn der Joghurt am Anfang noch zu flüssig ist, keine Panik. Er wird fester, sobald er im Kühlschrank ein wenig aus-

ruhen durfte. Die Zutaten müssen sich erst miteinander bekannt machen. ;)

- Er eignet sich hervorragend zum Kochen. Wenn also für ir-
  gendein Rezept Joghurt verlangt wird, kannst Du ihn verwenden.

- Das Ganze funktioniert auch mit Mandelmilch statt Wasser
  oder wahlweise Mandelmus statt Kokosmus.

- Flohsamen haben ihren Namen davon, dass die reifen Samen gerne aus ihren Kapseln springen. Dabei erinnern sie
  an Flöhe, was irgendeinen findigen Menschen dazu veran-
  lasst hat, sie Flohsamen zu nennen. Flohsamen sind sehr
  gesund. Sie sind unter anderem ein Darmschmeichler, tun
  unserem Verdauungssystem also sehr gut. Viele Menschen
  essen den Kuhmilch-Joghurt ja, weil er fermentiert ist und
  somit wertvolle Darmbakterien zu bieten hat. Mit Fermentierung kann dieses Rezept nicht aufwarten, dafür mit Flohsamenschalen - in Joghurt-Verkleidung. Das gleicht das
  Manko meiner Meinung nach vollkommen wieder aus.

Mandelquark mit Kräutern

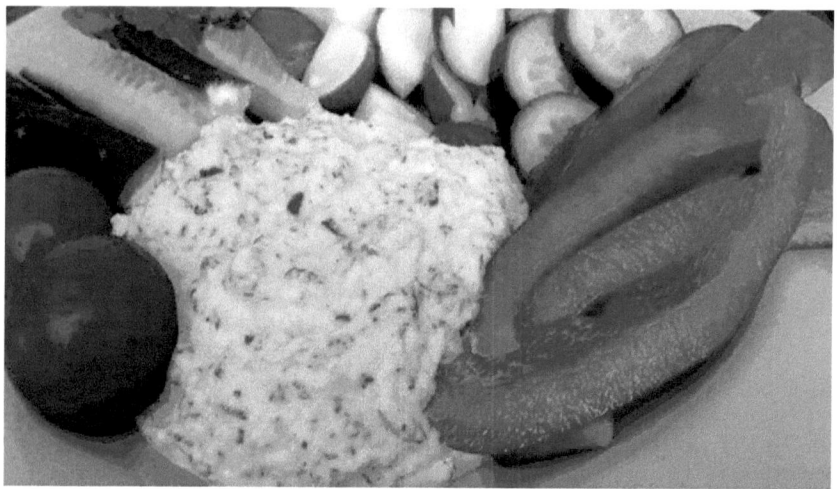

Nein, er schmeckt nicht genauso wie ein Quark. Aber mindestens ebenso lecker. Den Mandelgeschmack merkt man - dieses Rezept ist also nichts für Menschen, die keine Mandeln mögen. Für mich hat Quark vor allem einen Job als Rohkost-Dip und beim Grillen. Und genau diese Aufgaben erledigt der Kräuterquark aus Mandeln hervorragend. Ausprobieren ... es lohnt sich. :)

Zutaten

100 g Mandeln ohne Häutchen

70 ml Wasser

1 El Kokosöl

2 El Zitronensaft

1/2 Tl Salz

Frische Kräuter (siehe Tipps)

Zubereitung

1. Nicht vergessen: Weich die Mandeln über Nacht ein. Dann werden sie bekömmlicher.

2. Gib die Mandeln mit dem Wasser, dem Kokosöl und den Gewürzen in den Mixer und lass sie auf niedriger Stufe zu einer sämigen Masse verarbeiten.

3. Wie lange Du die Mandeln mixt, kommt darauf an, ob Du den Quark etwas "körniger" oder ganz sämig haben willst. Je glatter, desto länger.

4. Wenn die Masse die richtige Konsistenz hat, dann schmecke noch einmal mit Zitronensaft, Salz und Pfeffer ab.

5. Nun gib die Kräuter dazu. Wenn Du frische Kräuter verwendest, musst Du sie vorher klein hacken. Je kleiner, desto besser.

6. Fertig. Jetzt darf der Mandelquark im Kühlschrank kühlen.

Tipps

- Es macht nichts, wenn das Kokosöl am Anfang noch fest ist. Durch die Reibung während des Mixens wird es schnell flüssig und vermischt sich gut mit den restlichen Zutaten. Das Kokosöl schmeckt man übrigens überhaupt nicht.

- Da die Masse auch vor dem Kühlen nicht flüssig ist, musst Du den Quark wahrscheinlich immer wieder vom Rand des Mixers in die Mitte schicken.

- Falls sich Dein Mixer ziert, gib noch einen Schluck Wasser dazu, dann tut er sich leichter.

- Du kannst frische, tiefgefrorene oder getrocknete Kräuter verwenden - je nachdem, was Du parat hast. Es schmeckt alles gut. Ich verwende meist eine Mischung aus: Liebstöckel, Petersilie, Schnittlauch, Gundelrebe, Thymian und Rosmarin.

- Du kannst den Mandelquark auch aufpeppen, indem Du Cayennepfeffer untermischt. Auch Röstzwiebeln machen sich echt gut darin.

- Probier doch mal, statt Zitronensaft einen Schuss Limettensaft zu verwenden, das ist ebenfalls sehr lecker. :) Deiner Kreativität sind wieder einmal keine Grenzen gesetzt.

- Der Quark macht sich wunderbar aufs Brot oder zu Rohkost.

Soßenbasis für
Hollandaise und Béchamel

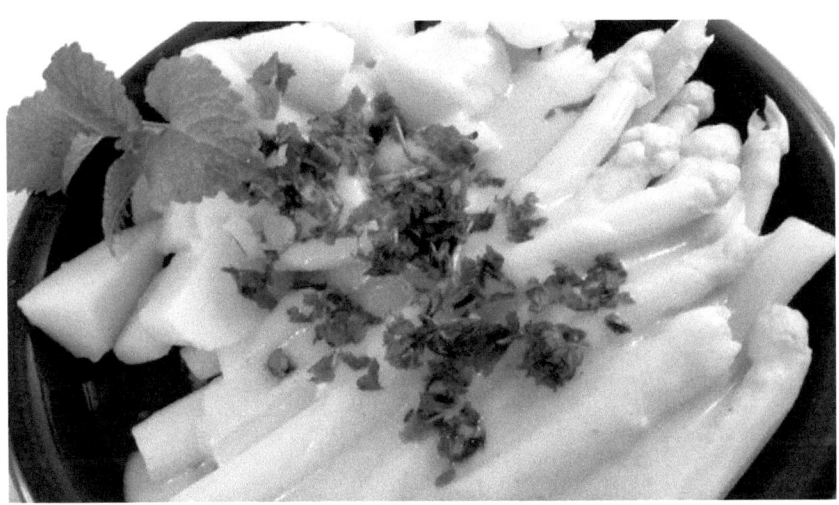

Ich habe es nicht geglaubt, bis ich sie probiert hatte. Diese Soße schmeckt wirklich wie eine Hollandaise. Dabei ist kaum Fett
und kein Fitzelchen Butter oder Ei drin. Die Basis besteht aus
Haferflocken und Blumenkohl - das ist alles. Und je nach Würze wird sie entweder zur Hollandaise oder sie wird eine tolle
Béchamelsoße für Aufläufe. Da man diese Soßenbasis einfrieren kann, macht es Sinn, sich in der Blumenkohlsaison einen
Vorrat für den Winter einzukochen. Dann geht es im Bedarfs-
fall ganz schnell - auftauen, abschmecken, fertig.

Zutaten (für etwa 1,3 Liter)

400 g Blumenkohl (etwa ein halber mittelgroßer Kopf)

150 g Haferflocken

Wasser

Salz

Muskatnuss

Zitronensaft

Olivenöl

Evtl. Lorbeerblatt

Evtl. Nelke

Weißer Pfeffer oder Galgant

Kurkuma (für die Farbe)

Zubereitung Soßenbasis

1. Gib die Haferflocken in einen ausreichend großen Topf. Der Boden sollte bedeckt sein.

2. Nun gib so viel Wasser dazu, dass die Haferflocken gut mit Wasser bedeckt sind. Sie dürfen sich jetzt damit vollsaugen und schon mal anfangen zu schleimen. ;) Das dauert nicht lange - etwa eine viertel Stunde.

3. Wasche und putze den Blumenkohl und schneide ihn klein. Die Stücke dürfen ruhig klein sein, dann verkürzt sich die Garzeit.

4. Gib den Blumenkohl zu den gequollenen Haferflocken, rühre gut um und fülle noch einmal mit Wasser auf - wieder, bis alles gut bedeckt ist.

5. Dann darf der Topfinhalt erst einmal aufkochen und garen. Das braucht nur wenige Minuten. Je kürzer Du es kochen lässt, desto mehr Inhaltsstoffe bleiben erhalten.

6. Umrühren, umrühren, umrühren. Achtung, die Haferflocken brennen gerne an. Da kann auch der Blumenkohl nichts ausrichten.

7. Wahrscheinlich ist jetzt gar kein überschüssiges Wasser mehr im Topf, wenn ja - gieße es in eine Schüssel ab.

8. Es macht Sinn, das Kochwasser aufzufangen, denn damit kannst Du später die Konsistenz der Soße regulieren.

9. Blumenkohl und Haferflocken wandern nun in den Mixer und werden fein püriert. Je leistungsfähiger Dein Mixer ist, desto schneller geht das.

10. Sodele, nun hast Du die Basis für helle Soßen aller Art. Wenn sie etwas fester ist, mach Dir keine Gedanken. Du kannst die Soßenbasis jederzeit verdünnen, wenn Du weißt, was aus ihr werden soll.

Zubereitung Hollandaise

1. Falls nötig, gib noch einmal schrittweise Wasser zu Deiner Soßenbasis, bis sie genau die Konsistenz hat, die Du Dir vorstellst. Du kannst dafür entweder das abgeschüttete Kochwasser des Gemüses nehmen (falls es angefallen ist) oder einfach klares Leitungswasser.

2. Jetzt kommt der schöne Teil - das Würzen. Schmecke die Soße mit Zitrone, Muskat, Pfeffer und eventuell mit einer Süße Deiner Wahl so ab, dass sie genauso wie eine Sauce hollandaise schmeckt.

3. Da in dieser Soße kein Fitzelchen Fett steckt, gib noch einen Schuss gutes Öl dazu, das macht sie noch sämiger.

4. Mit Kurkuma sorgst Du für die korrekte Farbe. Aber sei vorsichtig. Du brauchst wirklich nur ganz wenig davon, sonst erinnert Deine Soße eher an eine Currysoße (die Du daraus natürlich auch machen kannst).

Tipps

- Sowohl den Blumenkohl als auch den Hafer schmeckt man nicht heraus. Die fertige Soße schleimt auch nicht (das war meine Befürchtung, in Erinnerung an den guten alten Haferschleim, der wohl jeden schon mal zum Würgen gebracht hat).

- Ein Tipp gegen das Anbrennen: Gare den Blumenkohl vor, dann musst Du das Hafer-Blumenkohl-Duo nur eine Minute aufkochen lassen. Rühren darfst Du trotzdem.

- Aus dieser Soßenbasis kannst Du auch eine Béchamelsoße machen - für Aufläufe oder Nudeln. Dazu lass einfach die Kurkuma und die Zitrone weg. Alle anderen Zutaten kannst Du verwenden.

- Weitere Ideen: Wie wär´s mit einer Basis für grüne Soße? Oder Du kreierst daraus eine helle Soße für Nudeln. Auch Paprika- und Currysoßen lassen sich damit sehr gut zubereiten. Für eine Currysoße kannst Du zum Beispiel einen Schuss Orangensaft verwenden. Dieses Basisrezept eignet sich für alle Soßen, die man normalerweise mit Butter oder Sahne zubereitet.

- Die Soßenbasis lässt sich portionsweise einfrieren, dann hast Du bei Bedarf immer die passende Soße zur Hand - gewürzt wird dann kurz vor dem Servieren. In der Saison kannst Du den besten und günstigsten Blumenkohl einkaufen oder ihn aus dem Garten direkt ernten. Auf diese Weise ist die Verwendung dieser Selfmade-Soße im Endeffekt nicht aufwendiger, als eine Tütensoße mit Wasser aufzukochen. Gesünder ist sie allemal.

Milchreis ohne Milch

Milchreis ist eigentlich ein sehr einfaches Gericht. Die Zubereitung ohne Kuhmilch unterscheidet sich kaum von der Zubereitung eines "normalen" Milchreis-Gerichtes. Auch Geheimge-
würze oder Omas Tricks kannst Du genau so übernehmen, wie
Du es gewohnt bist.

Zutaten

200 g Milchreis

1 Liter Dinkelmilch

1 Messerspitze Salz

2 El Süße

2 El Hafersahne

Zubereitung

1. Gib den Reis in einen Topf und die Milch hinzu.

2. Dann gib das Salz und die Süße dazu.

3. Das Ganze lässt Du bei geringer Hitze und im offenen Topf
   etwa 30 Minuten köcheln.

4. Dann gib den Schwupps Hafersahne dazu.

5. Wenn der Reis die Milch aufgesogen hat, ist der Milchreis fertig.

Tipps

- Dies ist eines der Rezepte, bei denen man wirklich keinen Unterschied schmeckt. Selbst absolute Milchfans merken nichts, ich hab´s getestet. ;)

- Ein Wort zum Anbrennen: Die Pflanzenmilch ist zwar unempfindlicher für das Anbrennen als Kuhmilch, dennoch kann es vorkommen. Also vergiss das Rühren nicht.

- Du kannst den Milchreis mit jeder Getreidemilch zubereiten. Wenn Dir die Konsistenz zu dünn ist, gib eine Pflanzensahne Deiner Wahl dazu. Allerdings darfst Du beachten, dass die Pflanzendrinks unterschiedlich in ihrem Fettgehalt sind. Reismilch hat quasi keinerlei Fett - da darfst Du mehr Sahne verwenden. Dinkelmilch ist gehaltvoller als Hafermilch, Sojamilch ist noch fetter und hat zudem einen Eigengeschmack, ebenso wie Kokosmilch.

- Ganz nach Geschmack kannst Du nach dem Kochen noch frische Früchte, Rosinen, Vanille oder Zimt dazugeben. Unser Favorit ist das klassische Sauerkirschkompott und ein bisschen Zimtzucker oben drauf.

- Oder Du mischt Dir einen Fruchtaufstrich aus frischen Früchten und Chiasamen. Das Rezept findest Du auf meinem Blog. (www.anstattdessen.de).

- Auch geröstete Nüsse geben dem Milchreis noch einmal den besonderen Kick.

Rührteig ohne Milch (und Ei)

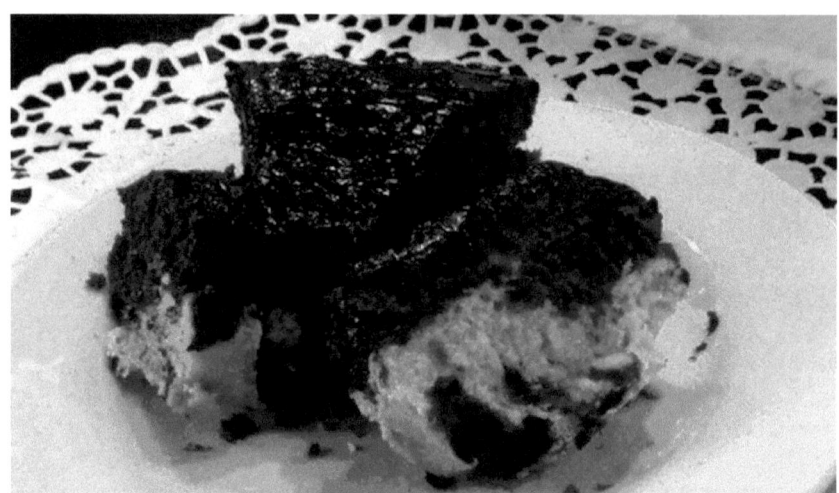

Rührteig ohne Milch ist keine Hexerei. Die Milch kann eins zu eins durch Wasser oder Pflanzenmilch ersetzt werden. Etwas anderes ist es, die Butter im Teig zu ersetzen. Da wird häufig Margarine verwendet. Dazu habe ich keine Lust, was inzwischen ja bereits bekannt sein dürfte. Zum Glück gelingt der Rührteig auch ohne Margarine wunderbar- er ist locker und unterscheidet sich absolut nicht von den herkömmlichen Rührteigen. Hier ist ein Grundrezept mit Öl.

Zutaten (reicht für eine Gugelhupf-Form)

400 g Mehl

2 Tl Backpulver

1 Tl Salz

400 g Zucker

200 ml warmes Wasser

160 ml Mineralwasser

1 Tl Vanillepulver

120 ml neutrales Öl

Zubereitung

1. Vermische zunächst die trockenen Zutaten bis auf den Zu-cker - also Mehl, Backpulver, Salz und Vanille - in einer Schüssel.

2. Dann vermische Wasser, Öl und Zucker in einer anderen Schüssel.

3. Zu diesem Wasser-Öl-Zucker-Gemisch kommen nun die trockenen Zutaten und werden zu einem glatten Teig ver-rührt.

4. Dieser Teig braucht etwa 45 bis 60 Minuten bei 180 Grad Unter-/Oberhitze im Ofen.

Tipps

- Das Mineralwasser macht den Teig etwas lockerer, denn Du darfst aufpassen, dass er Dir nicht zu fest wird. Statt des warmen Wassers kannst Du auch warme Pflanzenmilch nehmen.

- Vergiss die Stäbchenprobe nicht. Du kannst damit prüfen, ob der Kuchen schon gar ist. Nach der Backzeit piekst Du einfach mit einem Stäbchen in den Kuchen. Wenn nichts am Stäbchen hängen bleibt, ist der Kuchen fertig. :)

- Dieses Rezept ist ein Grundrezept. Wann immer ein Rührteig für ein Rezept verlangt wird, kannst Du auf diese Mengenangaben zurückgreifen und den Teig weiterverarbeiten.

- Zum Beispiel kannst Du einen Marmorkuchen daraus machen (siehe Foto). Dazu teilst Du deinen Teig in zwei gleich große Teile und gibst zu einer Hälfte Kakaopulver und noch einen Schwupps Wasser dazu. Den dunklen und den hellen Teig gibst Du dann in Schichten in Deine Kuchenform. Mit einer Gabel verquirlst Du die Schichten, damit diese netten Wellen entstehen. :)

- Wenn Du einen klassischen Gugelhupf machen willst, dann gib noch Rosinen dazu oder was Dein jeweiliges Rezept sonst noch an Zutaten verlangt.

Pfannkuchen ohne Milch

Pfannkuchen waren für mich immer ein Grund, doch wieder auf Milch und Eier zurückzugreifen. Sie waren schon in meiner Kindheit ein Festessen - schon seit meine Großmutter sie für mich gebacken hat. Lange hab ich die Zutaten nicht hinterfragt, sie eine Zeit lang noch nach den herkömmlichen Rezepten gebacken und dann zähneknirschend darauf verzichtet. Bis ich es eines Tages einfach ausprobiert habe. Und siehe da - es hat wunderbar funktioniert. Niemand hat gemerkt, dass die Pfannkuchen dieses Mal anders zubereitet waren. Ganz ehrlich? Ich frage mich, warum in den üblichen Rezepten Milch und Eier vorgegeben sind. Sie sind wirklich nicht nötig! Dieser Teig hält auch "ohne" wunderbar zusammen. Er verhält sich genau wie ein "normaler" Pfannkuchenteig. Und er schmeckt auch so. :)

Zutaten (für ca. 10 kleine Pfannkuchen)

300 ml Pflanzenmilch

250 ml Wasser oder Mineralwasser (wird fluffiger)

250 g Mehl

1/2 Tl Backpulver oder Natron

1 Prise Salz

3 El Zucker für süße Pfannkuchen

1,5 Tl Zucker für pikante Pfannkuchen

Öl zum Braten

Zubereitung

1. Verrühre alle Zutaten in einer Schüssel gut miteinander und schmecke nach Belieben mit Zucker ab.

2. Lass den Teig ein paar Minuten ziehen, dann siehst Du, ob er die richtige Konsistenz hat. Wenn er zu dick ist, sodass er sich nur schwer in der Pfanne verteilen lässt, dann gib noch etwas Mineralwasser dazu. Wenn er zu dünn ist, dann kannst Du mit Mehl oder etwas Leinsamenschrot nachhelfen.

3. Jetzt geht es an die Pfanne. :) Heize Deinen Herd ein und gib ein wenig Öl in die Pfanne. Die Pfanne darf von vorneherein heiß sein. Das merkst Du schnell daran, dass ein Testtropfen Teig zum Zischen anfängt, wenn er in die Pfanne fällt.

4. Gib einen Schöpfer Teig in die Pfanne und lass ihn noch ein wenig wandern, indem Du die Pfanne vorsichtig nach allen Seiten ein wenig neigst. Willst Du gerade Ränder haben, dann gib soviel Teig in die Pfanne, dass er die gesamte Fläche ausfüllt.

5. Nun kommt es darauf an, den richtigen Zeitpunkt für das Wendemanöver zu finden. Ein Indiz dafür ist, dass die Ränder anfangen braun zu werden und sich der Pfannkuchen leicht vom Boden löst.

6. Wende den Pfannkuchen (auf welche Art auch immer) und brate auch die andere Seite goldbraun.

7. Fertig!!!

Tipps

- Man kann die Pfannkuchen sowohl herzhaft als auch süß belegen. Wenn Du beides willst, nimm eher weniger Zucker für den Teig und bestreue die Pfannkuchen, die süß werden sollen, nachträglich mit Zucker.

- Du kannst zusätzlich noch Leinsamenschrot in den Teig geben. Das ist zwar nicht notwendig, aber es macht die Pfannkuchen noch knuspriger.

- Damit die ersten Pfannkuchen nicht kalt werden, während die anderen noch backen, heize ich das Backrohr auf 50 Grad auf und stelle einen Teller hinein. Darauf lege ich die fertigen Pfannkuchen. So bleiben sie schön warm und knusprig bis sie serviert werden.

- Ich bereite meist kleinere Pfannkuchen zu. Erstens lassen sie sich leichter wenden und zweitens kann man später öfters aus den vielen tollen Zutaten wählen: Marmelade, Kompott, Zimt und Zucker (oder Xylit), Fruchtaufstrich mit Chia (siehe Blog: Marmelade ohne Gelatine: Mit Chiasamen ganz einfach) oder (wenn pikant gewünscht) Füllungen aus Spinat mit Cashew-Feta, Tomatencreme aus getrockneten Tomaten, Pesto, Sour Cream und viele andere mehr.

Apfelcrumble mit Zimtstreuseln

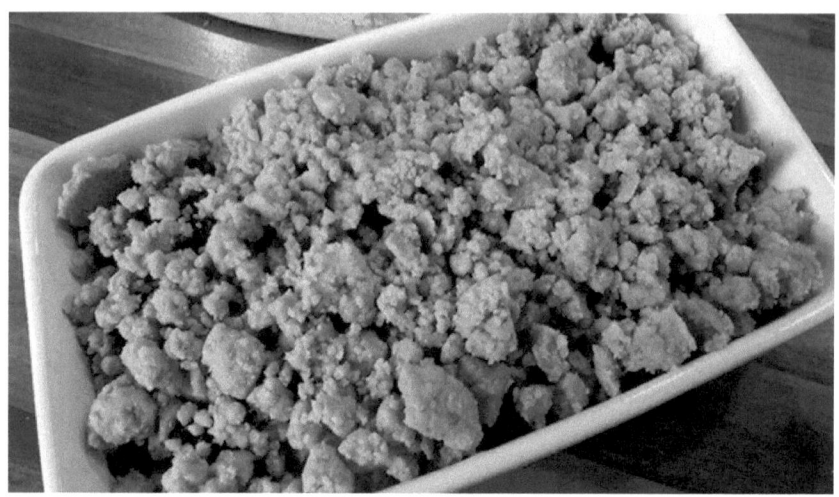

Schon als Kind hab ich an Apfelkuchen vor allem die Äpfel und die Streusel geliebt. Der Teig war immer Nebensache. Den musste man halt mitessen. Als ich das erste Mal ein Crumble-Rezept entdeckt hab, hat sich natürlich ein breites Grinsen auf mein Gesicht geschlichen. Nur Äpfel und Streusel - kein Teig. Cool!

Die Äpfel wandern direkt in eine Auflaufform, die Streusel oben drüber, sonst nix. Aber Streusel OHNE Butter und Margarine? Geht das? In diesem Fall dachte ich immer, dass es auf die Butter ankommt. Fehlanzeige - es geht. Und zwar sehr gut. Und auch die Margarine braucht man überhaupt nicht.

Zutaten (für eine große Auflaufform oder ein Backblech)

1 Kg Äpfel

Zitronensaft

Für die Streusel:

12 El Mehl

3 El Zucker

4 El Fett aus der Kokosmilch

1 Tl Zimt

Zubereitung

1. Zuerst darfst Du die Äpfel waschen, putzen, schälen und in Schnitze schneiden. Es wäre gut, wenn die Schnitze nicht zu dick sind - am Besten die Hälfte der Achtel. Das ist perfekt.

2. Wenn die Äpfel vorbereitet sind, dann beträufle sie mit Zitronensaft, damit sie nicht braun und schrumpelig werden. Das sieht man später zwar nicht mehr, aber Zitrone ist auch wichtig für den Geschmack.

3. Der Backofen wird schon einmal auf 180 Grad vorgeheizt, damit er später gleich die richtige Temperatur hat.

4. Jetzt geht es an die Streusel (die sind ja schließlich das Wichtigste).

5. Das Mehl, der Zucker, das Kokosfett und der Zimt werden miteinander verknetet.

6. Mit dem Mehl und dem Zucker kannst Du die Konsistenz so steuern, dass die Streusel so richtig schön bröselig sind - so wie man das halt auch von den Butterstreuseln her kennt.

7. Dann verteilst Du die Streusel gleichmäßig über den Äpfeln.

8. Das Crumble wird bei 180 Grad Unter-/Oberhitze etwa 15 Minuten gebacken. Es ist fertig, wenn die Streusel schön goldbraun sind.

Tipps

- Du brauchst das Fett der Kokosmilch! Das ist nicht zu verwechseln mit dem Kokosöl oder der Kokosmilch selbst. Die bleibt bei diesem Rezept übrig. Es bietet sich also an, gleichzeitig noch ein Rezept mit Kokosmilch auszuprobieren - Milchreis oder einen Pudding zum Beispiel.

- Falls Du dieses Streuselrezept auf einen Kuchen mit Teig übertragen willst, kannst Du die Kokosmilch aus der Dose selbstverständlich gleich für den Teig verwenden. Bei den Streuseln schmeckt man das Kokosfett nicht heraus. Wie Du einen fluffigen Kuchenteig ohne Milch hinbekommst, verrät Dir das nächste Rezept.

Schokoladenpudding

Pudding braucht keine Milch, um lecker zu schmecken. Du kannst natürlich ein fertiges Puddingpulver verwenden, aber eigentlich ist auch das nicht nötig. Die Zubereitung funktioniert nämlich auch ohne fertiges Pulver ganz wunderbar. Das Einzige, was Du mit dem fertigen Puddingpulver kaufst, ist eine Mischung aus Zucker, Vanille - und Stärke. Die macht den Pudding so schön dicklich. Darüber hinaus kaufst Du mit so manchem Fertigpulver noch einige weniger angenehme Zutaten wie Farbstoffe, Aromen oder das ein oder andere Mal auch Milchzucker.

Zutaten

500 ml Pflanzenmilch Deiner Wahl

50 g Zucker (oder Süße Deiner Wahl)

2 Tl Öl

30 g Stärke (z. B. Maisstärke)

Kakaopulver

Zubereitung

1. Der Zucker und die Stärke und das Kakaopulver kommen vorab in eine separate Schüssel und werden mit einem Teil

der Milch (z. B. 5 El Milch) zu einer sämigen Masse ohne Klumpen verrührt.

2. Die Milch wandert zusammen mit dem Öl in einen Topf und wird aufgekocht.

3. Sobald die Pflanzenmilch kocht, nimm den Topf von der Platte und lass langsam die Stärke-Zucker-Kakao-Mischung in die Milch fließen. Rühren, rühren, rühren ... :)

4. Jetzt lässt Du das Ganze noch einmal aufkochen. Und weiter rühren, rüüühren ... Eine Minute - fertig.

5. Nun kannst Du den Pudding in den Kühlschrank verfrachten und auskühlen lassen. Ich gebe zu, ich mach das nie. Bei mir darf der nicht kalt werden, denn ich liiiieeebe warmen Pudding. :)

Tipps

- Es hängt von Deinem Geschmack ab, wie viel Kakaopulver Du hineingibst. Je mehr Kakao, desto herber wird Dein Pudding. Das darfst Du beachten.

- Wenn Du Vanillepudding kochen willst, lass das Kakaopulver weg und ersetze es durch echte Vanille. Für die Farbe gib ein wenig Kurkuma hinzu. Vorsicht: Da reicht wirklich eine kleine Messerspitze. Das wird schnell richtig quittegelb.

- Es soll ja Leute geben, die legen Wert darauf, dass der Pudding eine Haut oben drauf bekommt - ich zum Beispiel. Ich weiß, ich bin ein Freak. ;) Solltest Du auch zu diesen Freaks gehören, dann nimm bitte Kokos-, Mandel oder Sojamilch. Diese Pflanzenmilch-Arten bieten den höchsten Fettanteil. Dann hast Du eine kleine aber reelle Chance auf eine Haut. Bei Reis-, Hafer- oder Dinkelmilch wird sich nichts Anständiges zeigen. Die haben zu wenig Fett.

- Pudding brennt liebend gerne an. Das war schon immer so und das hat sich auch in der Pflanzenvariante nicht geändert. Spüle den Topf kalt aus, bevor Du die Milch aufkochst. Dann brennt sie nicht so leicht an. Rühren musst Du leider trotzdem.

- Wenn Du die Milch und das Öl weglässt, und nur die trockenen Zutaten mischt, dann hast Du ein wunderbares Puddingpulver, das Du auch aufheben kannst.

Ruckzuck-Kekse aus Trester

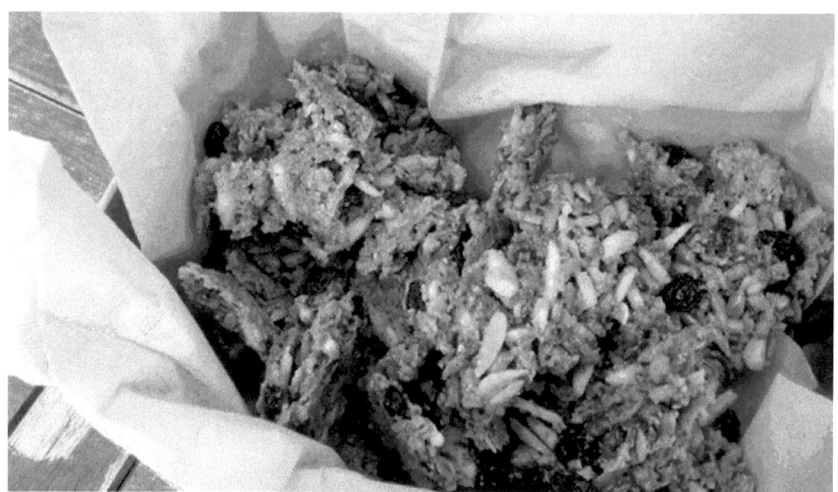

Bei der Zubereitung von Mandel- oder Getreidemilch bleibt immer ein Trester zurück. Es ist zu schade ihn wegzuschmeißen, denn da sind noch eine Menge toller Inhaltsstoffe drin. Dieses Rezept ist ideal, um den Trester weiter zu verwenden. Diese Kekse gehen super schnell und sind einfach nur lecker. Sie waren beim ersten Mal binnen einer Stunde ratzeputz weg.

Zutaten (für etwa 16 Kekse)

200 g gemahlene Mandeln, Nüsse, Trester (kannst Du mischen)

50 g gehackte Mandeln, Nüsse oder auch Müsli (kannst Du auch mischen)

100 g Ahornsirup

1 Tl Backpulver

2 Tl Vanillepulver

evtl. Rosinen

Zubereitung

1. Stelle den Ofen gleich zu Beginn auf 175 Grad Ober-/Unterhitze ein.
2. Vermische zunächst einmal alle trockenen Zutaten gut miteinander.
3. Dann hat der Ahornsirup seinen Auftritt. Gib ihn dazu und verrühre alle Zutaten zu einem schönen, dicken, klebrigen Teig.
4. Lege das Ofenblech mit Backpapier aus und platziere darauf kleine Teighäufchen. Lass am besten ein wenig Abstand, denn die Kekse plustern sich durch das Backpulver noch ordentlich auf.
5. Nun dürfen die Kekse etwa 12 Minuten goldbraun backen.
6. Nimm das Backblech heraus, damit die Kekse abkühlen können.
7. Nun stell Dich mit einem Besen oder einem Schwert neben die Kekse und verteidige sie, bis sie handwarm abgekühlt sind. Ich warne Dich, das wird nicht leicht werden. ;) Das erste Mal war ich selbst die größte Feindin meiner Kekse. Ich hab es gerade mal fünf Minuten geschafft.

Tipps

- Nimm nicht ausschließlich Trester, denn er hat nicht mehr so viel Geschmack in sich wie normale gemahlene Mandeln. Wenn Du eine Hälfte mit Trester, die andere Hälfte mit "frischen" Mandeln machst, ist die Mischung perfekt.

- Setze den Ahornsirup sparsam ein. Wenn Du zu viel erwischt, dann zerlaufen Dir die Kekse und die ganz Geschichte wird furchtbar klebrig. Der Ahornsirup sorgt für den Zusammenhalt der Kekse, aber Du brauchst weniger dafür, als Du vielleicht denken magst.

- Diese Kekse sind so schnell gemacht, dass sie sich wunderbar für zwischendurch eignen. Was ich ganz besonders an ihnen liebe: Sie brauchen so wenige Zutaten.

- Die Kekse sind fertig, wenn die Ränder gebräunt sind. Lass sie nicht zu braun werden, sonst werden sie trocken.

- Am ersten Tag schmecken die Ruckzuck-Kekse außen knusprig und innen schön weich. Am nächsten Tag sind sie auch innen knusprig (aber nicht hart). Wenn Du das nicht magst, sorry, dann musst Du sie alle sofort essen oder einen Apfelschnitz mit in die Dose legen. Dann allerdings sind sie überall weich - auch außen.

- Du kannst die Ruckzuck-Kekse locker drei bis fünf Tage aufbewahren (dann sind sie eh weg).

Weihnachtsplätzchen -
ohne Butter und ohne Margarine

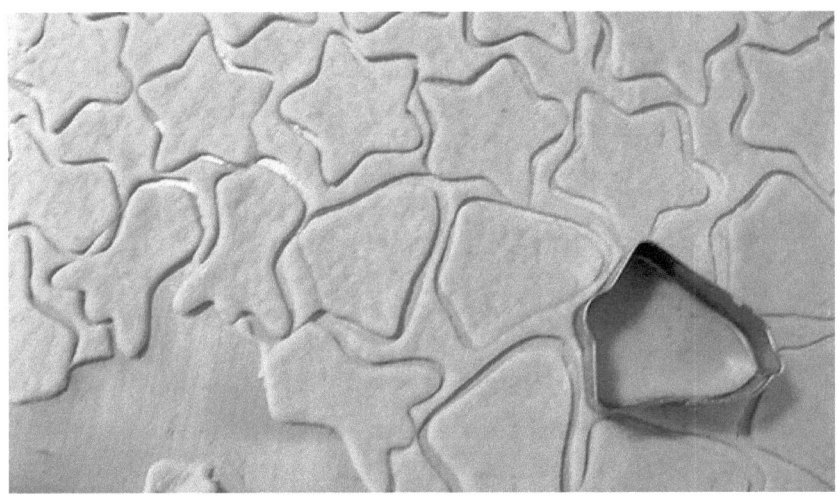

Weihnachten ohne Plätzchen, das geht gar nicht. Aber Butterplätzchen ohne Butter? Kein Problem. Dieses Rezept verwendet Öl und Apfelmus statt Butter.

Das hat gleich mehrere Vorteile: Der Teig lässt sich einfacher
kneten, wunderbar ausrollen und ausstechen. Ach ja, und Dein
Werkzeug lässt sich danach wesentlich einfach wieder reinigen.
Was braucht ein Teig mehr?

Zutaten (für etwa 50 Kekse)

250 g Mehl

130 g Apfelmus

70 g Öl

90 g Zucker

2 Tl Backpulver (gehäuft)

Vanille

Zubereitung

1. Gib alle Zutaten in eine Schüssel.
2. Verrühre sie zunächst locker mit einem Löffel.
3. Wenn der Teig fester wird, dann heißt es: Kneten - solange, bis ein geschmeidiger Teig entsteht.
4. Nun darf der Teig etwas eine Stunde lang ausruhen, am besten im Kühlschrank.
5. Nach der Siesta knetest Du den Teigklumpen noch einmal kurz durch und rollst ihn auf einer glatten bemehlten Unterlage dünn aus - ganz wir Du das auch von den herkömmlichen Butterplätzchen gewöhnt bist. Reibe auch Deine Teigrolle mit Mehl aus und rolle von innen nach außen, dann reißt Dir der Teig nicht.
6. Nun kannst Du den Ofen schon einmal auf 150 Grad Unter/Ober-Hitze vorheizen.
7. Und jetzt kommt der Spaß: das Ausstechen.
8. Platziere die Engelchen, Tannenbäume und Herzchen auf dem Blech. Lass ein wenig Abstand, die wachsen noch.

9. Die Plätzchen dürfen nun im Ofen goldbraun backen - je nach Herd und Bräunungsgrad dauert das etwa 15 bis 20 Minuten.

Tipps

- Dieser Teig verhält sich genauso wie ein herkömmlicher Plätzchenteig. Er darf sich auch genauso anfühlen.

- Beim Teignaschen schmeckt man das Apfelmus noch ein bisschen heraus. Sobald sie gebacken sind, hat bisher niemand gemerkt, dass keine Butter in diesen Butterplätzchen drin ist. Nur in der Art, wie die Plätzchen bräunen, gibt es Nuancen, da ja die Laktose fehlt. Das allerdings ist meinen kleinen Weihnachtsbäckern total schnuppe, denn die Plätzchen werden eh mit Zuckerguss verziert.

- Falls Du ganz großen Wert auf Butteraroma legst, kannst Du das Alba-Öl verwenden. Das ist ein Öl, das buttrig schmeckt. Wir brauchen es nicht, aber möglich ist es.

- Wie viel Zucker Du brauchst, hängt letztendlich davon ab, wie süß Dein Apfelmus ist. Da kannst Du variieren. Ich gebe eher weniger in den Teig, da die Plätzchen ja später noch mit Zucker bekleistert werden.

- Lass die Plätzchen nicht länger im Ofen als angegeben, denn sonst werden sie zu hart. Ein kleiner Tipp: Eine Apfelspalte in der Aufbewahrungsdose macht harte Plätzchen wieder weich.

Eistorte Sophia

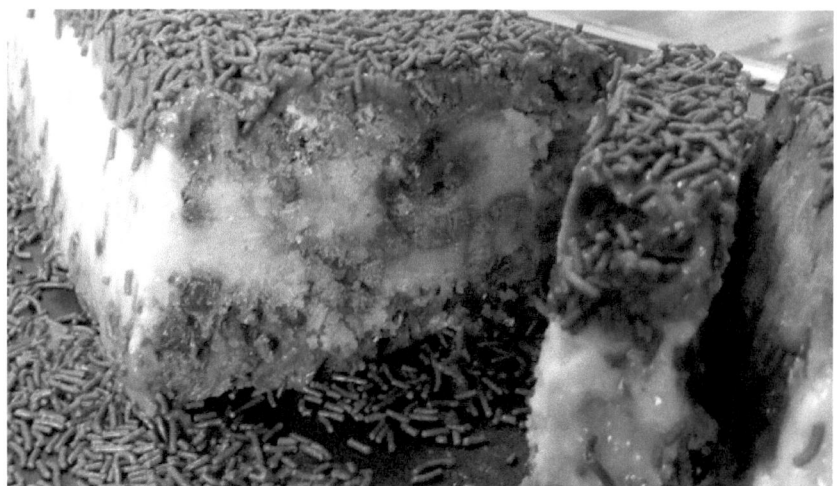

Diese Eistorte braucht weder Milch noch eine Eismaschine. Sie wird aus Keksen, Früchten und Bananen gemacht. Und dennoch ist sie cremig wie Sahneeis und schmeckt einfach himmlisch.

Zutaten

600 g überreife gefrorene! Bananen

200 ml Hafersahne

3 El Zitronensaft

2 Tl Vanille

150 ml Agavendicksaft

500 g Schokokekse vegan

Gefrorene ganze Himbeeren

Zubereitung

1. Zerkrümel die Kekse bis sie ganz klein sind.
2. Jetzt darf es schnell gehen. Nimm die Bananen aus dem Gefrierschrank und schmeiße sie zusammen mit der Hafersahne, dem Zitronensaft und der Süße in den Mixer.
3. Lass den Mixer arbeiten bis eine homogene Masse entstanden ist.
4. Vermische nun die eine Hälfte der Masse mit den Schokokeksen.
5. Und die andere Hälfte vermischt Du mit den Himbeeren.
6. Lege eine Kasten-Backform mit Frischhaltefolie aus, dann lässt sich die Torte später leicht stürzen und behält ihre Form.
7. Nun beginnt der Schichtbetrieb. Zuerst eine Schicht mit der Hälfte der Schokokeks-Masse. Dann die helle Himbeermasse und darauf wiederum die andere Hälfte der Schokokeks-Masse.

8. Stell die Backform sofort in den Gefrierschrank und lass sie über Nacht gut durchfrieren.

9. Am nächsten Tag nimmst Du die Torte mindestens zwei Stunden vor dem Servieren aus dem Gefrierfach und stellst sie in den Kühlschrank. Sie muss etwas antauen, damit Du sie stürzen kannst.

10. Eine halbe Stunde vor dem Servieren nimmst Du sie aus dem Kühlschrank, stürzt sie auf ein Tablett und ziehst vorsichtig die Folie ab. Dann streust Du noch Schokoraspel oder gemahlene Mandeln drüber. Fertig.

Tipps

• Dieses Eis ist die perfekte Resteverwertung. Denn die überreifen Bananen bringen von sich aus schon einen Teil der nötigen Süße mit. Wenn Deine Bananen also überreif werden, wirf sie nicht weg, sondern gib sie in den Gefrierschrank. Abschälen, portionieren und einfrieren. Wichtig hier? Schneide die Bananen noch vor dem Einfrieren in kleine Häppchen. Sie in gefrorenem Zustand zu schneiden, ist mühsam.

• Es ist wichtig für dieses Rezept, dass Du gefrorene Bananen verwendest und schnell bist in der Zubereitung. Wenn Du ungefrorene Bananen nimmst, bilden sich zu viele Wasserkristalle beim nochmaligen Einfrieren. Und das lässt Dein Eis hart werden. Wenn die Bananen aber bereits beim Pürieren gefroren sind, dann wird es cremig.

• Auch hier - variiere mit den Zutaten. Mehr Sahne: Das Eis wird heller. Wenn Du hingegen Kakao in die Masse gibst und die Sahne weglässt, dann bekommst Du ein wunderbares "Chocolat-Noir"-Eis.

- Du kannst die Grundmasse auch mit anderen gefrorenen oder frischen Früchten aufpeppen - entweder Du pürierst sie mit oder Du gibst ganze Stücke in die Masse. Schmeckt beides gut.

- Falls Du vermeiden willst, dass sich die Schichten vermischen, dann lass jede Schicht kurz anfrieren, gerade so viel, dass sie nicht ineinander laufen.

- Die Mengenangaben sind auch bei diesem Rezept variabel. Je nachdem, wie süß Du das Eis haben willst, kannst Du noch Honig oder Agavendicksaft dazugeben.

- Du kannst jede Art von Form verwenden. Auch alte Eisformen eignen sich wunderbar. Nur falls Du sie stürzen willst, musst Du die Form mit Folie ausgelegt haben, sonst will sich das Eis nicht von seinem Zuhause trennen.

Danke

An dieser Stelle ist es Zeit "Danke" zu sagen bei jenen Menschen, ohne die es dieses Buch nicht geben würde.

Zu allererst gebührt mein Dank meiner wunderbaren Tochter, die ganz viel für dieses Buch getan hat. Du hast tapfer all die Rezepte probiert, die ich angeschleppt habe. Du bist die mutigste Testesserin, die ich mir nur wünschen kann. Wenn Du nickst, dann weiß ich, das Rezept kann ins Buch. Und oft hast Du ohne Murren mit "Ersatz-Tomaten-Nudeln" vorlieb genommen, wenn es wieder mal daneben gegangen ist und Dein Daumen nach unten ging. Außerdem hast Du an so manchem Tag viele Stunden gewartet, wenn Deine Mama die Nase mal wieder "ins Buch" gesteckt hat und erst nach Stunden spielen gekommen ist. Danke, mein Schatz, für Deine Geduld und Deine Ehrlichkeit.

Danke auch an meine Eltern. Ihr glaubt an mich und unterstützt mich, wo es Euch nur möglich ist. Ohne Euer Zusprechen wäre mir oft die Luft ausgegangen. Eure Anmerkungen und Hinweise zum Rohmanuskript haben mir viele fiese Patzer erspart, die mir sonst einfach durchgerutscht wären.

Meinen "Mädels" aus der Gruppe möchte ich von Herzen für die Zeit danken, die sie sich als Testleserinnen um die Ohren gehauen haben - obwohl einige von ihnen überhaupt nichts mit dem Thema am Hut haben. Euer Feedback war Gold wert. Danke dafür. :) Ihr habt mich motiviert und mir die Stange gehalten, als ich aufgeben wollte.

Ein dickes "Dankeschön" geht auch an die Leserinnen und Leser meines Blogs. Ihr habt echt lange auf neue Artikel, die Newsletter und vor allem auf dieses Buch warten müssen. Und trotzdem seid ihr mir treu geblieben. Das freut mich so sehr und motiviert mich, weiterzumachen.

Die Autorin

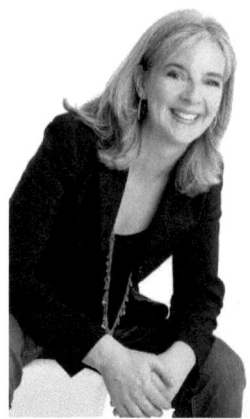

Ich würde ja gerne berichten, dass ich schon als kleinstes Kind geschrieben oder zumindest davon geträumt habe. Das stimmt leider so nicht.

Als Kind hab ich lieber mit Puppen gespielt und in der Schule hatte ich eine 4 in Deutsch - ich habe dieses Fach gehasst. Vielleicht lag das an dem komischen Deutschlehrer, der uns ein Jahr lang verboten hat, Wörter mit "ung" zu verwenden. Aber ich hatte Glück. Der Herr ist nach diesem einem Jahr in Rente gegangen und ich durfte wieder normale Wörter benutzen.

Auf jeden Fall habe ich erst mit knapp über 20 bemerkt, dass Buchstaben, Wörter, Sätze und Geschichten eigentlich ziemlich cool sind.

Heute gehört das Schreiben zu meinem Leben wie das Atmen: Redakteurin bei IT-Zeitschriften, freie Journalistin, Texterin, Autorin, Bloggerin - es hat mich seit fast 25 Jahren nicht mehr losgelassen.

Sicherlich, die Themen haben sich in dieser langen Zeit komplett geändert. Ich schreibe heute nicht mehr über Technik und Wirtschaft, sondern über Alltags- und Naturthemen.

Anfang 2015 ging mein Blog "anSTATTdessen" an den Start, auf dem ich regelmäßig Alternativen zu "industriellen Gewohnheiten" vorstelle - und zwar aus der Sicht einer Konsumentin (die ich ja schließlich auch bin).

"STATT Milch" ist der Auftakt einer Ratgeber-Reihe, die den Blog ergänzen und vertiefen soll. Anfang 2017 wird "STATT Käse" folgen. Weitere Bücher dieser Reihe sind für ebenfalls für das kommende Jahr geplant.

Ach ja, Privates gibt es ja auch noch: Ich lebe mit meiner Familie in der Nähe von München und benutze sooft, ich nur kann, Wörter mit der Endung "ung".

Mehr über mich gibt es auf meinem Blog: http://anstattdessen.de/wer-macht-das-hier/

anSTATTdessen - der Blog

AnSTATTdessen ist ein Blog, der sich seit 2015 mit bewusstem Konsum beschäftigt.

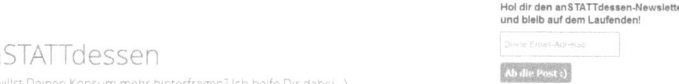

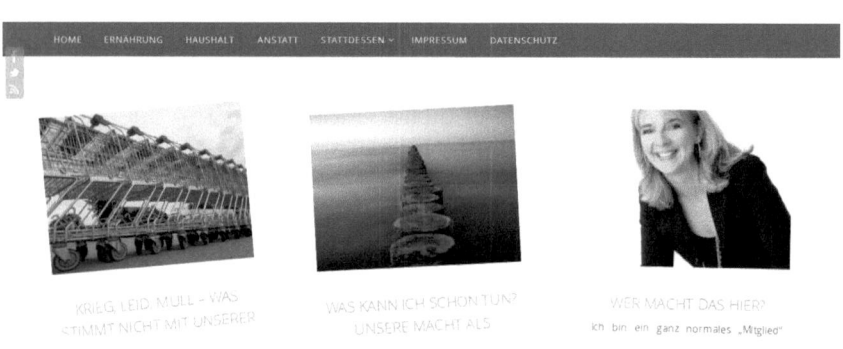

Warum? Wir kaufen ständig und andauernd, und der tägliche Konsum wird mehr und mehr zur Herausforderung. Genau dieser Konsum ist es aber auch, der uns Konsumenten eine ungeheure Macht in die Hand gibt - wenn wir bewusst konsumieren.

Auf dem Blog gibt es regelmäßig Infos zu Themen, die es wert sind, hinterfragt zu werden, auch wenn sie scheinbar noch so selbstverständlich sind. Vor allem aber gibt es Tipps, was man STATT Fertigprodukten und Giftcocktails konsumieren kann.

Es geht hier nicht um Verzicht, sondern um bewussten Konsum, bewussten Umgang mit der Welt, in der wir leben. Es geht um kleine Veränderungen, die wir bewusst vornehmen – aus was für Gründen auch immer.

Die Buchreihe "anSTATTdessen-Ratgeber" ergänzt und vertieft die auf dem Blog beschriebenen Themen. Die Bücher sind als E-Books und Paperback verfügbar.

Www.anSTATTdessen.de

Quellen

Gesetzestexte

Gesetz über den Verkehr mit Milch, Milcherzeugnissen und Fetten:

https://www.gesetze-im-internet.de/milchfettg/index.html

Milcherzeugnisverordnung:

http://www.gesetze-im-internet.de/milchv/BJNR011500970.html

Käseverordnung:

http://www.gesetze-im-internet.de/bundesrecht/k_sev/gesamt.pdf

Butterverordnung:

http://www.gesetze-im-internet.de/bundesrecht/buttv_1997/gesamt.pdf

Liste der pflanzlichen Produkte die das Wort "Milch" in ihren Produktbezeichnungen führen dürfen:

http://eur-lex.europa.eu/legal-content/DE/ALL/?uri=CELEX:32010D0791

Ministerien

Ernährung:

http://www.bmel.de

Verbraucherschutz:

http://www.bmjv.de

Gesundheit:

http://www.bundesgesundheitsministerium.de/

Informationen zu Inhaltsstoffen und Zutatenlisten von Produkten:

www.codecheck.info

www.das-ist-drin.de

www.vegancheck.de

www.lebensmittellexikon.de

Organisationen Tierschutz u.a.

www.vebu.de

www.peta.de

Fakten zur Milch, den Milchkühen und der Industrie

Allgemeine Marktdaten:

http://www.milchindustrie.de/fileadmin/Dokumente/Markt-daten/Fakten_Milch_Oktober_2016_A4.pdf

Nachfrage nach Milchprodukten in Deutschland:

http://www.milchindustrie.de/marktdaten/verbrauch-nachfrage

Prokopf-Verbrauch in Deutschland:

http://www.milchindustrie.de/uploads/tx_news/ProkopfDeutschland_Mopro_2009-2015x_Homepage_01.pdf

Auswertungs- und Informationsdienst für Ernährung, Landwirtschaft und Forsten (aid) e.V.: Www.aid.de

Subventionen

Liquiditätsbeihilfe:

http://www.bmel.de/SharedDocs/Pressemitteilungen/2016/072-Liquiditaetsbeihilfe.html

Milchreduzierung:

http://www.stmelf.bayern.de/agrarpolitik/foerderung/143344/index.php

Informationen zu Milch und ihrer Produktion

Allgemeine Infos:

https://www.biorama.eu/milchwirtschaft-und-milchviehhaltung/

Deutsche Gesellschaft für Ernährung e. V. (DGE):

www.dge.de

Wie viel Liter Wasser wird benötigt, um einen Liter Milch zu produzieren? Wasser-Footprint:

http://www.tu-berlin.de/?id=119178

Fermentierung

http://www.chemieunterricht.de/dc2/milch/molke.htm

http://www.bernd-leitenberger.de/fermentierte-milcherzeugnisse.shtml

Milch und Gesundheit

http://www.bundesgesundheitsministerium.de/

http://www.naturheilt.com/Inhalt/Milch.htm

Studie "Ernährungsphysiologische Bewertung von Milch und Milchprodukten und ihren Inhaltsstoffen"

Max Rubner Institut für das Kompetenzzentrum Ernährung, Bayern, November 2014:

https://www.mri.bund.de/fileadmin/MRI/News/Dateien/Ern%c3%a4hrungsphysiolog-Bewertung-Milch-Milchprodukte.pdf#page=7&zoom=auto,-107,469

Aminosäuren und Nährstoffe

http://www.chemieunterricht.de/dc2/milch/ag-eiw.htm

Eiweiß

www.peta.de/veganismus-und-die-sache-mit-dem-protein#.WDLu3n3GBC8

Amerikanisches Landwirtschaftsmuseum, landwirtschaftlicher Forschungsdienst: „Nutrient Data Laboratory," August 2005

Infos zu Margarine

https://www.lebensmittellexikon.de/m0000330.php

Interessante Blogs mit Rezepten:

Nur eine Auswahl der unendlich vielen spannenden Blogs im Internet. Die Liste erhebt keinen Anspruch auf Vollständigkeit und die Reihenfolge soll keine Bewertung darstellen:

www.vegan-und-lecker.de

fraujupiter.blogspot.de

www.veganblatt.com

squirrel-of-nom.blogspot.de

foodbyhon.wordpress.com

zumursprungzurueck.com

www.smarticular.net

www.schwatzkatz.de

www.kochtrotz.de

www.kochenohne.de

Foren

Laktoseintoleranz: www.libase.de

Lebensmittelallergien: http://www.lebensmittelallergie.info/